U0121490

大展好書　好書大展

品嘗好書　冠群可期

大展好書　好書大展

品嘗好書　冠群可期

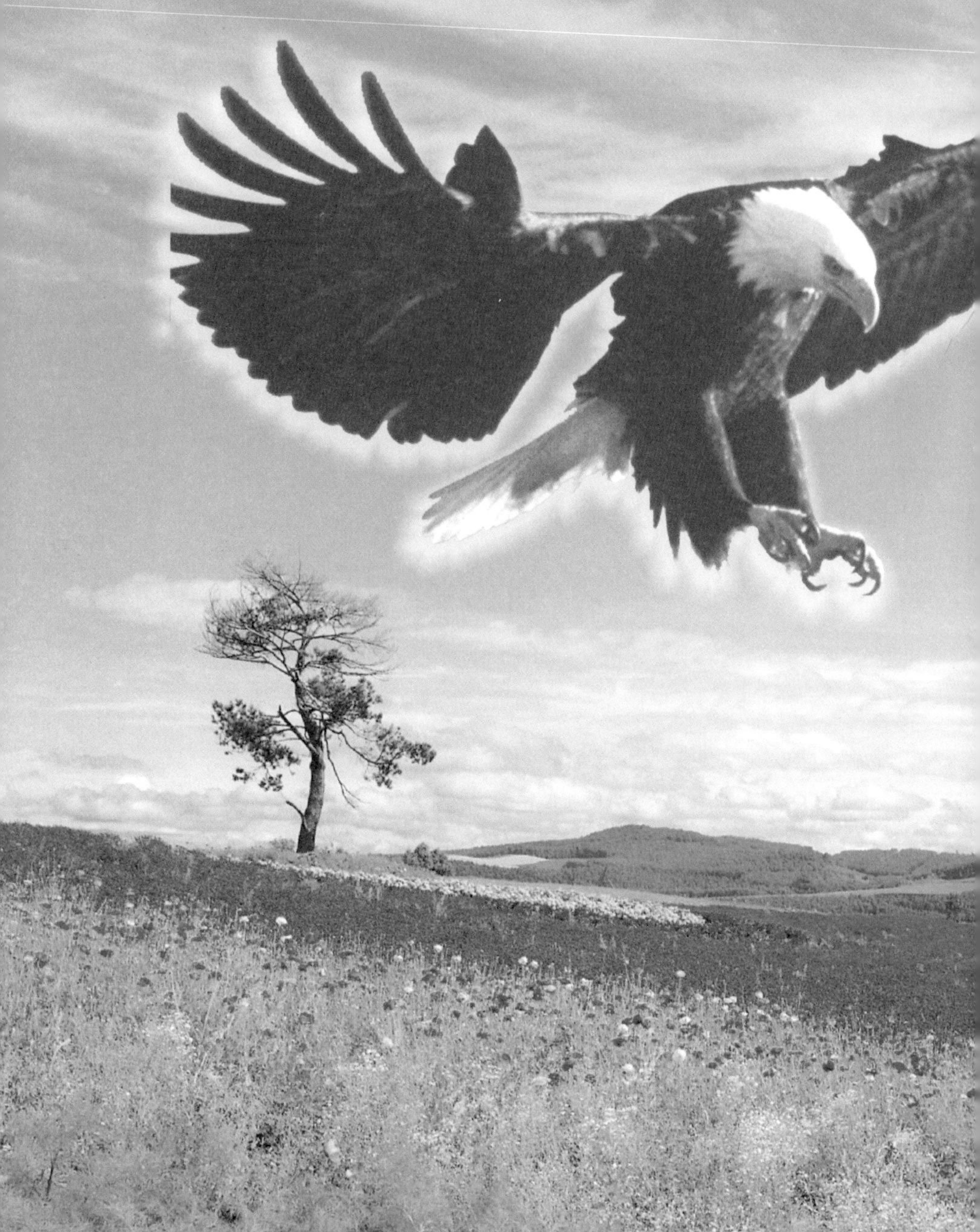

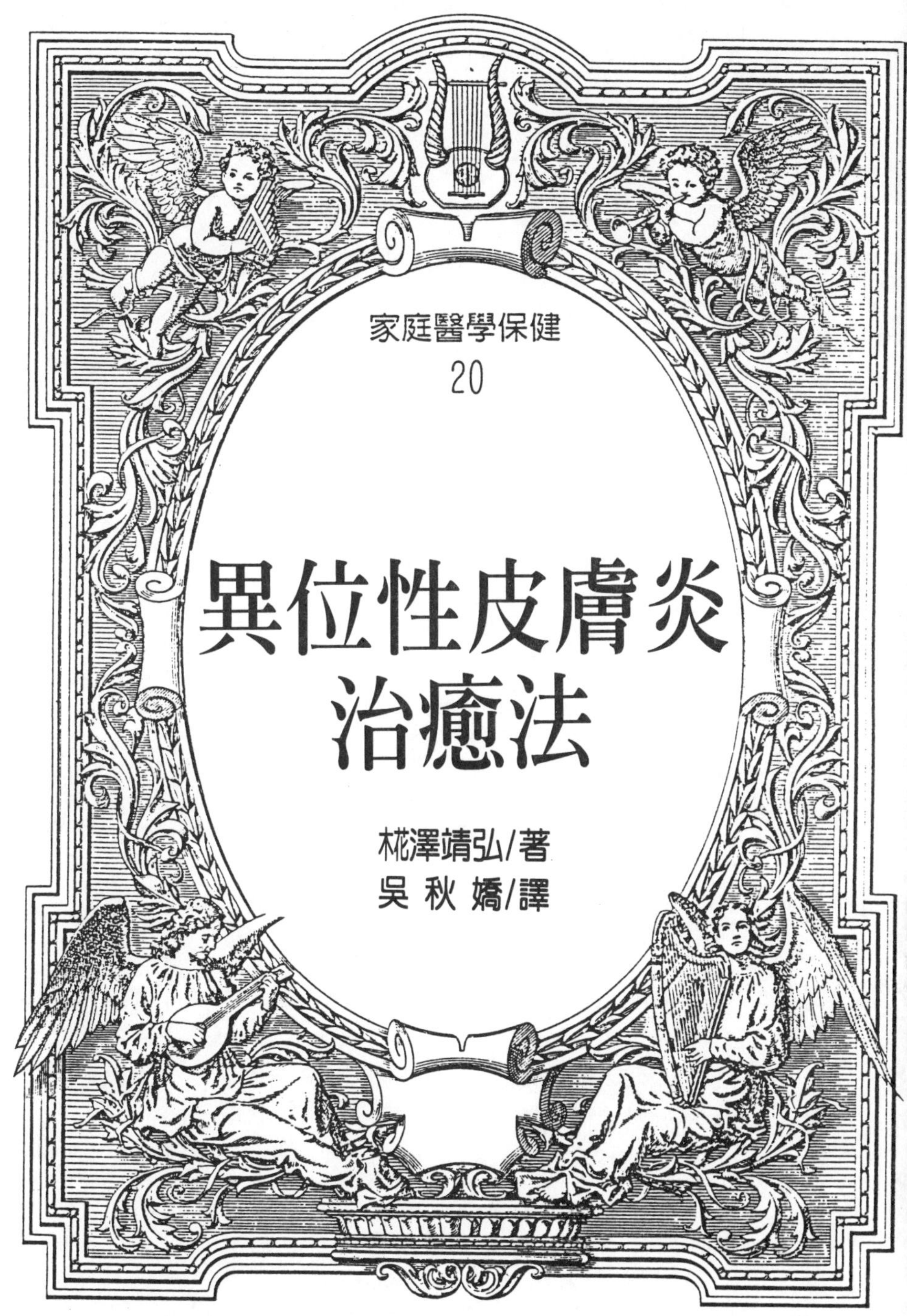

家庭醫學保健

20

# 異位性皮膚炎治癒法

椛澤靖弘/著
吳秋嬌/譯

# 前　言

近來，罹患過敏性疾病的人有逐漸增加的趨勢。究其原因，主要是由於遺傳因素、環境污染、壓力增加、飲食生活及住宅環境的變化、過敏原物質增加等所造成。包括各種過敏性疾病在內，都會對身體造成影響。

在過敏性疾病當中，最常見的是異位性皮膚炎，近來的確有增加的趨勢。以日本為例，根據調查，在總人口當中約有三〇%有過罹患異位性皮膚炎的經驗；另外，與二十年前相比，至各大學醫院皮膚科就診的患者，增加了將近十倍。

異位性皮膚炎的患者從小孩到大人都有，範圍相當廣泛，再加上發病頻度很高，如果不能儘早治癒，將會對患者的生活造成重大影響。

是以近來各大眾傳播媒體如報章雜誌、書籍、收音機、電視等，經常都會談及與異位性皮膚炎有關的話題。其中當然不乏內容豐富而又確實的解說，但也有一些是在極力強調近乎極端的斷食療法或類固醇外用藥的副作用。

本書是根據醫學專欄作家田邊律子所收集許多有關異位性皮膚炎的資料，經筆者加筆、監修而成。從病因論到治療法，都具有很強的說服力。在病因論的項目當中，筆者特別加入許多與異位性皮膚炎有關，相當中立、客觀的最新知識。尤其是在小兒患者的斷食療法方面，我們採取中庸之道，將重點置於均衡飲食的指導。

醫生必須在有限的時間內為為數眾多的患者看病，因此多半無法針對異位性皮膚炎給予詳細的說明和指導。基於這個因素，本書特別針對環境及皮膚護理等方面詳加說明。

如果本書能增進各位讀者的一般知識，讓你更能瞭解醫生的說明和指導方法，對異位性皮膚炎的基本想法和皮膚護理方法有更深的認識，那將是筆者莫大的榮幸。

日本國立王子醫院小兒科主任
椛澤靖弘

# 目錄



## 基礎知識篇　何謂異位性皮膚炎

### 何謂異位性皮膚炎

## 原因篇 異位性皮膚炎的原因

**蟎蟲過敏**



**異位性皮膚炎的惡化因子**



## 治療篇　異位性皮膚炎的治療

**異位性皮膚炎的治療**

## 生活篇 生活中的治療及對策

不使異位性皮膚炎惡化的

# 皮膚刺激查核

是否經常保持清潔
□每天洗澡
□早晚更換內衣
抑制乾燥及發癢
□經常使用保濕乳霜
□不可過度清洗
避免機械化的刺激
□不要穿著毛絨絨或硬梆梆的衣服
□頭髮不要接觸臉部
避免化學刺激
□洗髮精要徹底沖洗乾淨
□衣服上不可殘留洗劑

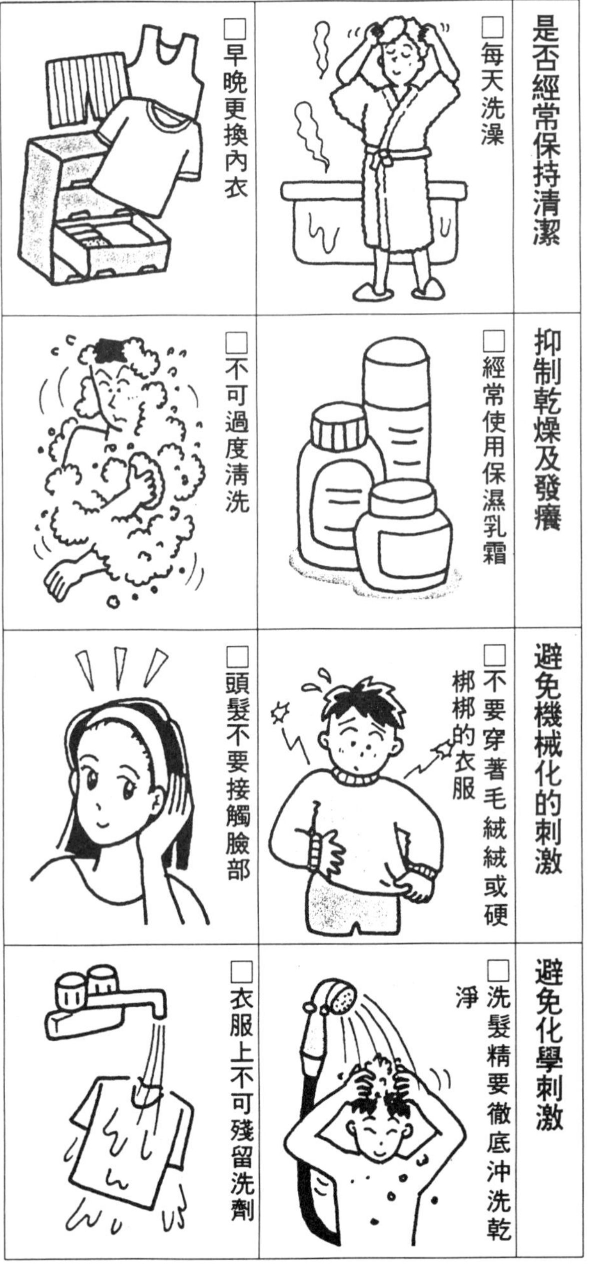

| | | |
|---|---|---|
| □流汗後立即更換內衣 | □先前塗抹的軟膏是否沖洗乾淨 | 罹患異位性皮膚炎時，汗水及體垢都會導致症狀惡化及發癢加劇，故必須經常沐浴，以保持身體的清潔（注意不可過度清洗而致皮脂流失）。另外，持續穿著骯髒的內衣也會促使症狀惡化。 |
| □暖氣不可開得太強 | □洗澡水的溫度不宜太高 | 異位性皮膚炎的皮膚，皮脂較少而容易乾燥，而乾燥會使癢的症狀惡化。爲了防止乾燥，必須經常塗抹保濕乳液。再者，過度暖和也會增加癢的程度，故暖氣和洗澡水的溫度不可太高。 |
| □以輕拍的方式將皮膚上的髒東西去除 | □儘可能使用電動刮鬍刀 | 異位性皮膚炎的皮膚非常脆弱，內衣、頭髮等機械性刺激，都會對皮膚造成傷害，使發癢加劇、症狀惡化。尤其是皮膚最爲脆弱的臉部和頭部，更要特別注意。 |
| □避免使用衣物柔軟劑或漂白劑 | □儘量不要化妝 | 異位性皮膚炎的皮膚，對於洗髮精、洗潔劑等化學藥品十分敏感，因此在洗身體之前，最好先洗頭，並且將流到臉部的洗髮精沖洗乾淨。另外，儘量不要化妝以免刺激皮膚。 |

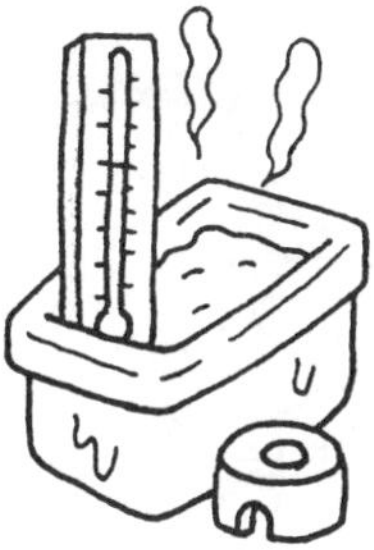

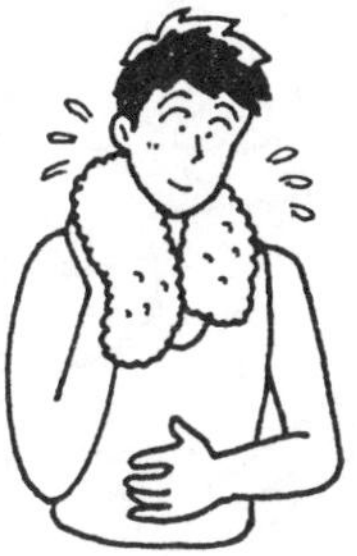

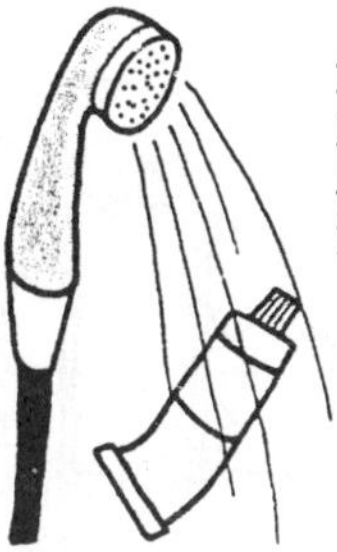

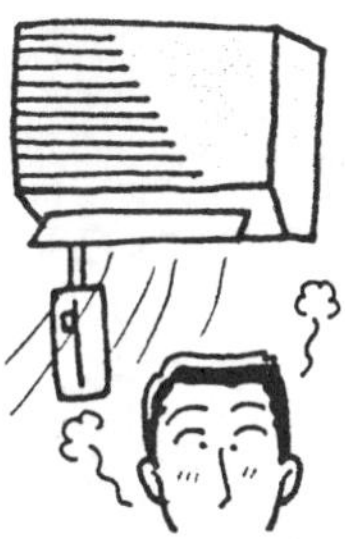

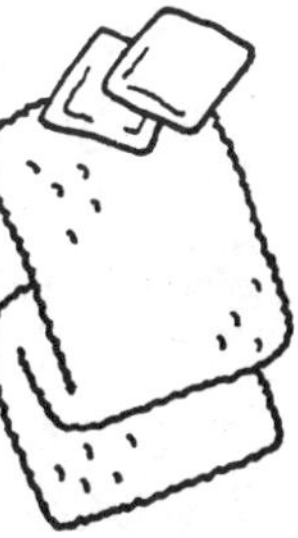

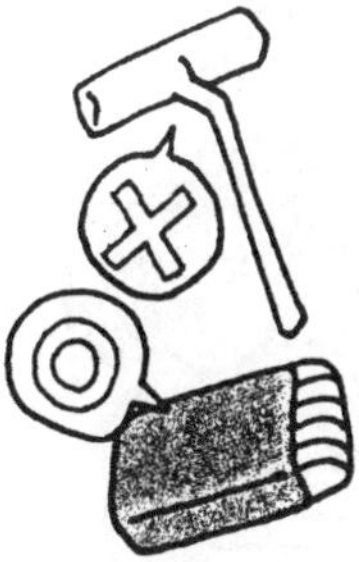

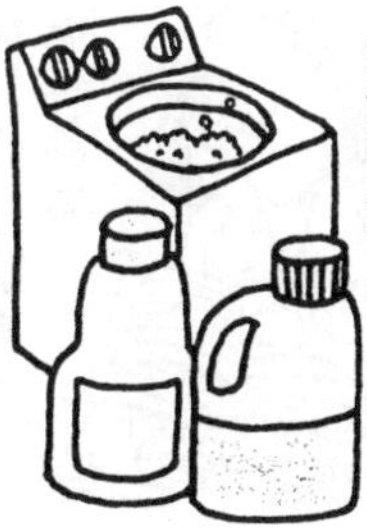

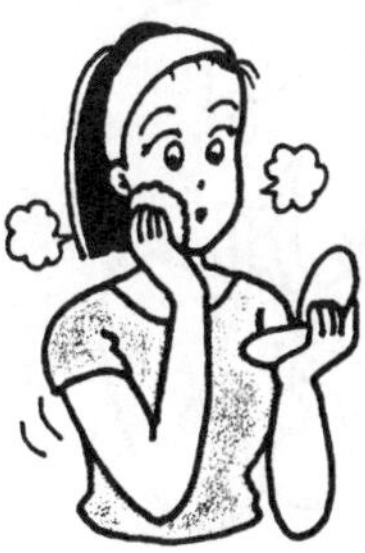

# 不使異位性皮膚炎惡化的 日常生活查核

是否致力於防止蟎蟲及黴菌的發生
□家中的通風是否良好
□榻榻米上是否鋪有地毯
飲食是否均衡
□是否每天都吃同樣的東西
□是否每天大量攝取相同的東西
孩子是否承受壓力？
□不可過度限制孩子「抓癢」
□避免過度保護
大人是否承受壓力？
□不要將全部注意力集中在肌膚問題上
□對於防治蟎蟲不要太過神經質

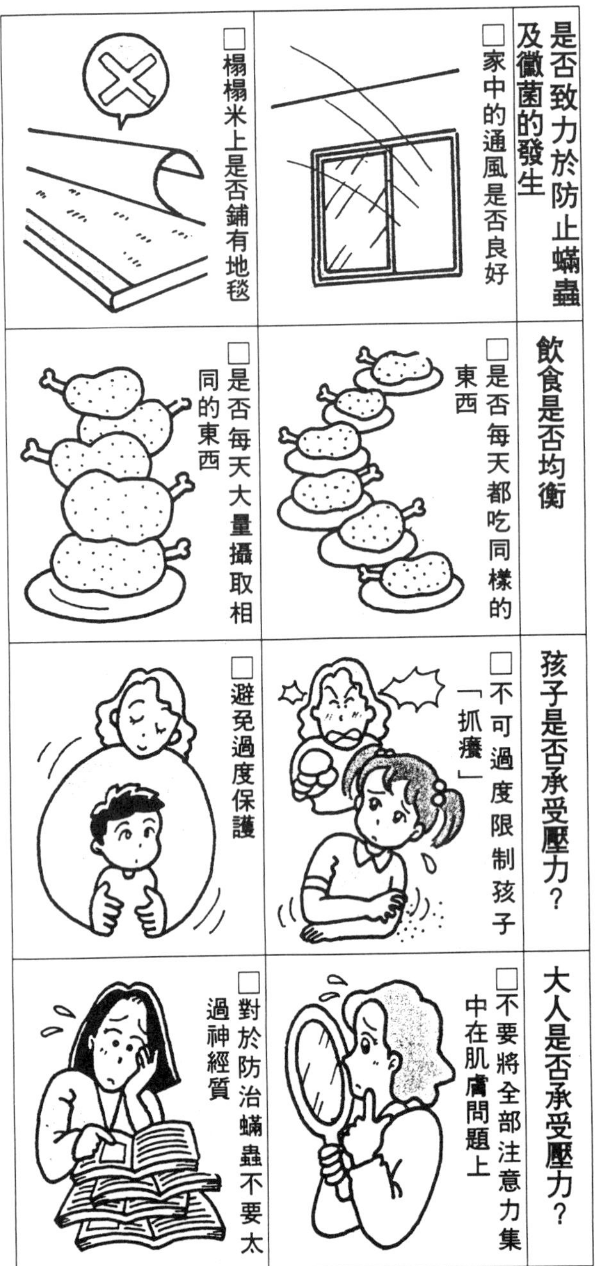

□棉被是否經常晒太陽

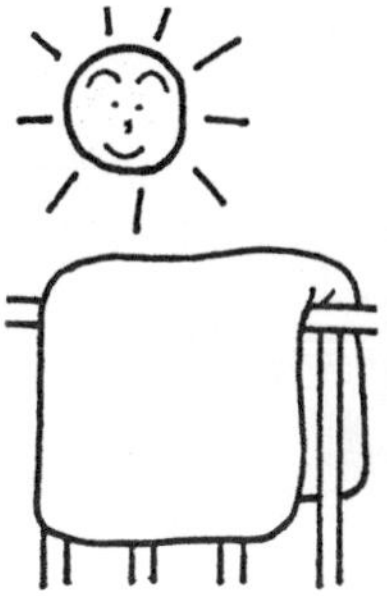

□室內是否飼養寵物

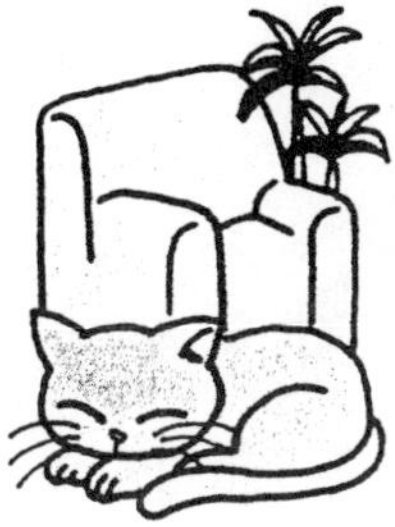

蟎蟲、黴菌是導致異位性皮膚炎惡化的主要原因。爲了抑制蟎蟲、黴菌的繁殖，室內必須保持通風，並將濕度降低。地毯、榻榻米、抱枕等是蟎蟲孳生的溫床，應儘量避免使用。

□是否注意到營養的平衡

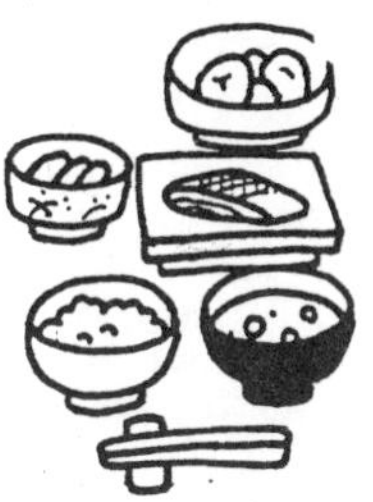

□是否攝取過多油膩食品

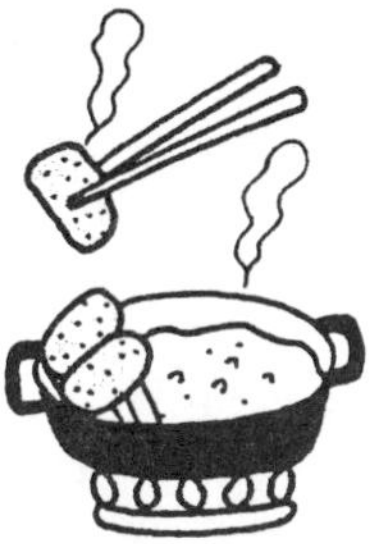

大量、經常性地吃同樣的食物，是造成食物過敏的原因之一。過度油膩的東西，容易引起皮膚發炎，因此必須注意保持均衡的飲食。

□多讓孩子到戶外去玩

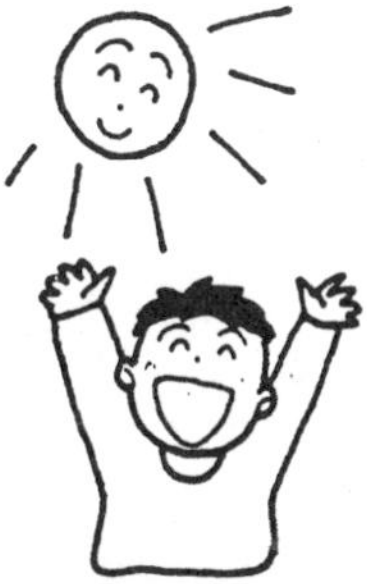

□多讓孩子和朋友一起玩耍

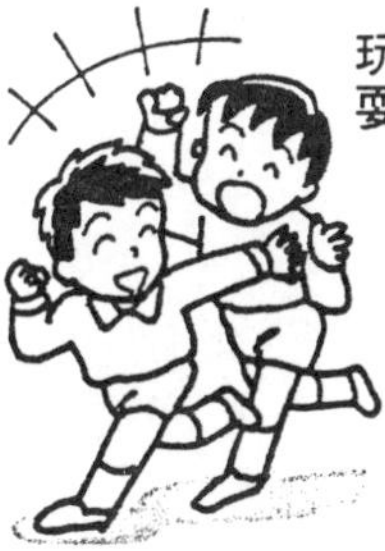

異位性皮膚炎與心理因素也有很大的關連。多讓孩子和朋友一起在戶外遊玩，就是最好的治療法。藉著在戶外遊玩晒晒太陽，不僅可以增進體力，還能減輕症狀。

□設法改變焦躁的心情

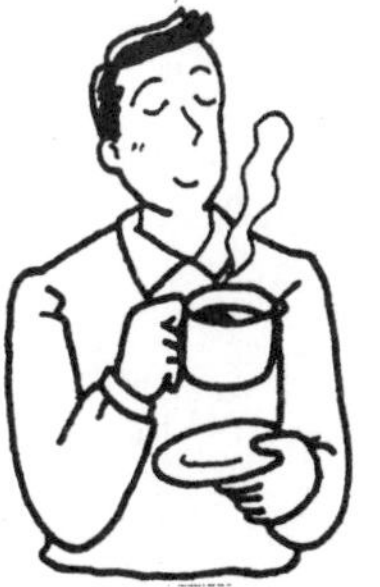

□設法培養興趣

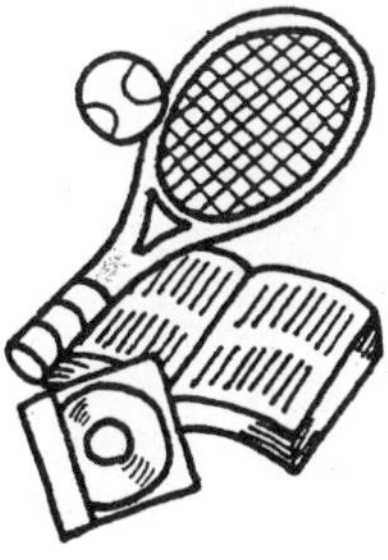

焦躁、壓力會促使症狀惡化，因此有時不妨把工作、課業拋開，好好輕鬆一下。另外，也可以藉著運動來紓解壓力。

# 基礎知識篇

# 何謂異位性皮膚炎？

何謂異位性皮膚炎？

## 近來異位性皮膚炎已然成為熱門話題

近來在許多書籍、雜誌或電視上，經常都會談論有關「異位性皮膚炎如何治療」的話題。多如牛毛的情報固然加深了人們的不安，但只要對異位性皮膚炎具有正確的認識，自然不會被各式各樣的情報所迷惑。

### ◆異位性皮膚炎的情報愈多愈容易招致不安

不可否認地，近二十年來異位性皮膚炎患者的確日益增加。

然而，大衆傳播媒體對於增加趨勢卻有渲染之嫌，言下之意似乎所有生活於現代的孩子，都可能罹患異位性皮膚炎。影響所及，有些人明明只是濕疹或單純的紅腫，卻緊張地以爲自己「罹患了異位性皮膚炎」，因而使得皮膚科人滿爲患。

而情報增加的結果是，有些人有病不到醫院就醫，卻根據書本或雜誌上教導的方法自行診治。如果只是濕疹那倒還好，萬一真是異位性皮膚炎而延誤了治療時機，不僅症狀會惡化，治療時間也會拖長。

很多媽媽一看到孩子身上出現濕疹，往往自行判斷那是異位性皮膚炎，並據而實行食物療法。根據一九九二年日本厚生省所做的異位性疾病實態調查顯示，在進行斷食療法的幼兒當中，四〇%是根據母親的自我判斷(※1)。但事實上，除了必要的斷食法外，非必要的斷食反而會導致幼兒營養不足及成長障礙等。因此，一旦懷疑可能是異位性皮膚炎，最好立即接受專門醫生的診察。

另外，同一調查結果也顯示，在懷孕期間進行斷食療法的孕婦，八〇%以上是根據自己的判斷。有些準媽媽一看到電視或雜誌上報導「在懷孕期間控制雞蛋的攝取量，孩子便不容易出現異位性體質」，就再也不碰雞蛋，殊不知這項報導只是針對某些情況而言，並不表示所有的人都必須控制雞蛋攝取量。

對不必斷絕的食物進行斷食，對母親、孩子的健康和成長都會造成損害。換言之，營養不均所造成的不良影響，遠比過敏原本身來得大。再者，想吃的東西卻因爲進行斷食療而不能吃的這種壓力，反倒容易引起過敏。如果你認爲有必要加以預防，則在進行斷食療法之前，請先和醫生好好談談。

大衆傳播媒體對於異位性皮膚炎的報導熱潮，如果能教導社會大衆更多的知識，倒也不失爲一件好事，但事實上，這股報導熱潮反而加深了人們對異位性皮膚炎的不安和恐懼。

## ◆正確知識是最好的治療方法

伴隨著劇癢的異位性皮膚炎，無法一～二週內治癒。再加上症狀時好時壞，不斷重複，因此不論是患者本身或父母，都會變得煩躁不安。

另一方面，由於異位性皮膚炎對上一輩的人來說，是一種罕見的疾病，有過這種育兒經驗的人很少，因此無法向父母、祖父母等老一輩的人求救。

在沒有長輩可以求救的情況下，很多人轉而向書本、雜誌、電視等大衆傳播媒體尋求解答。問題是，儘管大衆傳播媒體宣稱「用這個方法就可治癒異位性皮膚炎」，但因各家說法不一，結果反而使人愈發不安。

治療異位性皮膚炎時，必須根據各人的症狀、原因來決定治療方法。切記，對甲有效的方法，對乙不見得有效。基本上，只要對疾病和治療具有正確知識，多半可以改善症狀。因此，具備正確知識才是最重要的，不可一味地相信坊間氾濫的情報。

※1　根據該項調查，在進行斷食療法的孩童當中，一・六歲幼兒有四〇・七％、三歲兒約三八・八％是在沒有醫生指示的情況下，由母親自行決定進行斷食的。

# 過敏是如何引起的？

所謂「過敏（※1）」，就是身體爲了防止疾病入侵，免疫機能過度發揮作用而危害身體所引起的反應。

## ◆過敏和免疫為相同反應

人體對細菌、病毒等異物的入侵，原本就具有對抗的功能。這個功能就稱爲「免疫」，病毒、細菌等異物稱爲「抗原」，身體所產生的對抗物質則稱爲「抗體」。

抗體與抗原的關係，就好像鑰匙與鑰匙孔一樣，是緊密而又封閉的。因此，抗體只會針對某一特定物質產生反應。一旦對某種抗原產生了抗體以後，身體自然便恢復了記憶。今後一旦有相同的抗原侵入，就會立即產生大量抗體將抗原排除（※2）。

至於免疫，則是自己抵抗疾病的一種重要功能。

不過，免疫並非一直都是正面的。對某些人來說，如果免疫力太強，身體反而會出現負面狀態，這就是所謂的「過敏」。

## ◆為何會引起負面反應呢？

過敏反應可分為Ⅰ型(※3)、Ⅱ型、Ⅲ型、Ⅳ(※4)型四種類型。其中，與異位性皮膚炎有關的代表類型為「Ⅰ型」。這個Ⅰ型過敏反應，是由一種稱為「IgE(※5)」的抗體所引起的。

爲了抵抗入侵的抗原，罹患過敏性疾病的患者體內，會產生IgE抗體。抗原與IgE抗體結合的反應，會使部分特定細胞(＝肥大細胞(※6))受到刺激，進而產生對身體有害的化學傳達物質。這些有害物質中，最著名的是組織胺及無色三烯，會引起浮腫、發炎等症狀。

上述反應在鼻子會引起鼻炎、在支氣管方面會引起氣喘、在皮膚方面則會引起蕁麻疹或皮膚炎等。

## ◆何謂IgE抗體？

抗體就是形成免疫球蛋白Ig的蛋白質。免疫球蛋白依其大小，可分為IgA、IgG、

IgM、IgE、IgD等五大類。

其中，IgA、IgG、IgM會對身體產生正面影響，IgE則會產生負面影響，引起過敏症狀（有關IgD的作用，目前還不得而知）。

一般在血液或體液裡，均含有微量的IgE抗體，而過敏性疾病患者的一大特徵，就是IgE抗體的含量相當高。

## ◆許多在我們身邊的東西都會成為抗原

引起過敏反應的抗原，並不單單只是細菌或病毒而已。許多對一般人不會引起任何反應的東西，到了屬於容易產生IgE抗體體質的人身上，卻很容易就會引起反應並形成IgE抗體。

會引起過敏反應的抗原，稱爲「過敏原」。食物的三大過敏原，包括雞蛋、牛奶、大豆。而這三者對一般人來説，是屬於營養價值極高的食品，應該每天攝取。

另外，蟎和灰塵也是過敏原的代表，而要找一個完全沒有蟎或灰塵的地方，幾乎是不可能的事。

過敏原就是日常生活中經常會接觸到的東西，正是過敏性疾病之所以難以預防的原因之一。

※1　「過敏」一詞原爲希臘語，指「反應力有變化」，於一九〇六年由維也納小兒科醫生皮魯克率先提出。

※2　例如麻疹，通常得過以後就不會再得，就算再得，症狀也相當輕微。這是因爲，當麻疹病毒第二次入侵體內時，人體會立即產生抗體，將病毒排除。

※3　一般所謂的過敏、異位性，是指Ⅰ型反應，如支氣管氣喘、花粉症、蕁麻疹、食物過敏、盤尼西林休克等。又稱「即時型反應」，在接觸抗原後數十分鐘之內就會產生症狀。至於異位性皮膚炎是否真的與Ⅰ型過敏有關，目前還不得而知。

※4　異位性疾病與Ⅳ型反應有關。Ⅳ型過敏反應，主要是淋巴球對抗所產生的反應。結核菌素就是基於這種反應而產生的，其中還包括藥品、金屬所引起的紅斑疹。從接觸過敏原到出現症狀，大約需要一～二天，故又稱爲「遲緩型反應」。

※5　早在一九二一年，人類就已經知道過敏是由某種抗體所引起的反應；至於究竟是由什麼物質所引起，則不得而知。直到一九六六年，美國登巴小兒氣喘研究所的石坂公成、照子夫婦才揭開謎團，原來是由IgE抗體所引起的。

※6　肥大細胞的作用至今仍不清楚，只知在細胞中儲存了組織胺等會引起發癢、發炎症狀的化學傳達物質。

## 為什麼麻疹不會二度感染？

第一次感染麻疹時　　第二次病毒入侵時

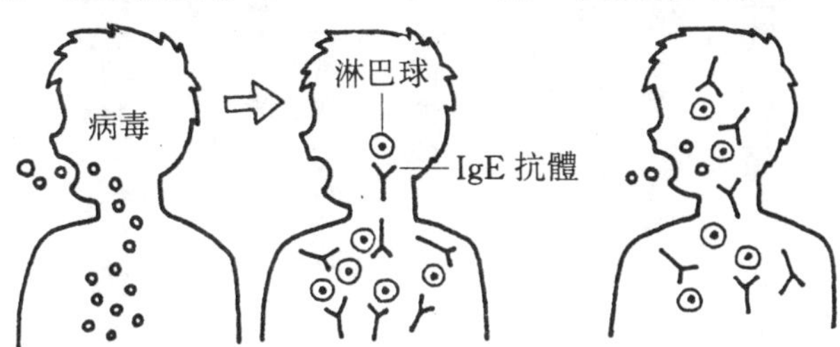


引發麻疹病毒進入體內後，會迅速增殖，因而產生對抗麻疹的抗體。抗體與病毒結合，最後由淋巴球擊敗。

體內對於抗體的製造方法仍然存有記憶，因此當麻疹病毒再次入侵時，就會立刻產生抗體將入侵的病毒擊退，是以不會再度感染麻疹。

## Ⅰ型過敏的構造

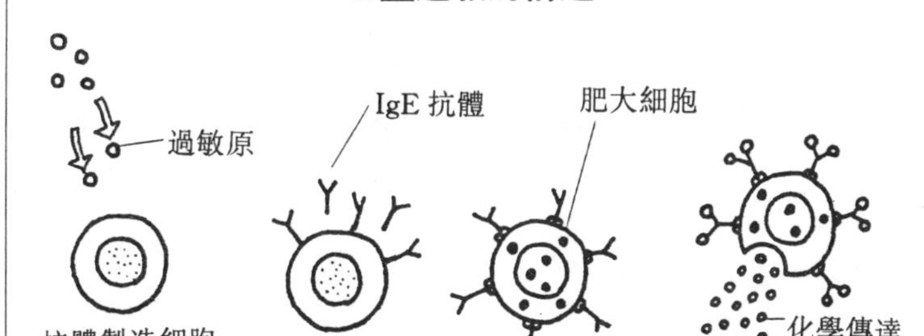


①過敏原由抗體製造細胞來反應

②抗體製造細胞會釋出 IgE 抗體

③IgE 抗體附著在肥大細胞上

④IgE 抗體附著在過敏原上時，肥大細胞全釋放出組織胺等化學傳達物質

# 何謂異位性？

在過敏性疾病當中，遺傳因素較強者稱爲「異位性疾病」。過敏性疾病中較爲人們熟知的過敏性氣喘、花粉症、蕁麻疹等，均屬於異位性疾病。

## ◆何謂異位性疾病？

所謂過敏，是指特定的抗原與IgE抗體之間所引起，出現於身體的負面反應。由過敏反應所引起的各種疾病，稱爲過敏性疾病。

在過敏性疾病當中，遺傳因素較强的疾病，稱爲「異位性疾病」。

## ◆「異位性」的原意為「奇妙」

「異位性」一詞，在希臘語裡有「奇妙」的意思。

一九二三年間，美國免疫學家科卡及庫克發現，過敏現象如枯草熱（現在稱爲花粉症

（※1）、支氣管氣喘等，和遺傳及體質有密切關連。

事實上，枯草熱、支氣管氣喘等疾病的特徵，就是與遺傳和體質有密切關係。由科卡、庫克當年的實驗可以發現，當遺傳性質較强的患者的血清與導致過敏的原因物質互相反應時，並不會産生抗原抗體反應（※2），也看不到明顯有關的抗體。

從各方面來看，它們的症狀和過敏沒有兩樣，但實際上卻不是過敏，因爲這個現象非常奇妙，所以便稱之爲「異位性（奇妙）疾病」。

## ◆何謂異位性體質？

所謂「異位性因素」，是指容易引起過敏反應，也就是容易産生引起異位性疾病的IgE抗體的因子。而容易産生大量IgE抗體的體質，就稱爲「異位性體質」。

異位性體質會由父母遺傳給子女，而遺傳因素極强即爲異位性疾病的一大特徵。不過，父母爲異位性體質時，所生的孩子未必也具有異位性體質。

再者，就算是異位性體質，也未必會引起異位性疾病。

當然，具有異位性體質的人，罹患異位性疾病的可能性較高，但如果沒有引起過敏反應的引子，一般來説並不會發病。

由此可見，體質或許會遺傳，但是疾病卻未必會遺傳。

常見的異位性疾病，包括異位性皮膚炎、過敏性鼻炎、花粉症、過敏性支氣管氣喘、蕁麻疹、過敏性腸胃炎等等。

在過敏性疾病當中以異位性疾病居多，不過過敏性接觸性皮膚炎或過敏性紅腫等，並不等於異位性疾病。

**異位性皮膚炎與過敏的關係**

**過敏性疾病**

在過敏原與 IgE 抗體之間引起、出現在身體上的陰性反應

• 過敏性接觸皮膚炎
• 紅腫

**異位性疾病**

在過敏性疾病當中屬於遺傳因素較强的一種

• 異位性皮膚炎
• 過敏性鼻炎
• 花粉症
過敏性支氣管氣喘
• 蕁麻疹
• 過敏性腸胃炎

※1 花粉症的元凶，在日本爲柳杉，在美國則以美洲豬草最爲著名。在美洲豬草花粉飛散的九月，據說美國的工業生產力會下降，是一個不容忽視的社會問題。

※2 抗原抗體反應是指抗原與抗體結合後所引起的反應，免疫及過敏反應等，均爲抗原抗體反應。

# 只有屬於異位性體質的人才會罹患異位性皮膚炎嗎？

容易產生IgE抗體（※1）的體質，稱為異位性體質；不過，異位性皮膚炎並非屬於異位性體質者的專利。這也正是異位性皮膚炎令人感到費解之處。

**◆異位性皮膚炎為異位性疾病之一**

異位性皮膚炎很容易在某些特定的家族顯現，或者與過敏性氣喘等過敏性疾病合併發作，由於患者多半較容易產生IgE抗體，故被視為異位性疾病。

和一般異位性疾病不同的是，與過敏無關的壓力或外界刺激，也會導致病情惡化，但在抗原入侵時，並不會馬上出現症狀。

總之，對於異位性皮膚炎，醫學界至今仍有許多不明白之處。

## ◆異位性皮膚炎與異位性體質

醫學界至今仍然不明白的是，爲什麼不是只有屬於異位性體質者，才會罹患異位性皮膚炎。

所謂的異位性疾病，是指在血液中含有大量IgE抗體。而在異位性皮膚炎患者當中，七十～八十％IgE抗體的數值都很高，其餘的二十～三十％IgE抗體並不多。換言之，在異位性皮膚炎患者當中，有二十～三十％的人並不具有異位性體質。相反地，有些人雖然屬於異位性體質，未必就會罹患異位性皮膚炎。

異位性皮膚炎除了過敏反應之外，也可能由其它各種原因所引起，這也正是它之所以較難治療的原因之一。

※1 IgE抗體原本是在寄生蟲侵入體內時所產生的。至於近來異位性疾病不斷增加的原因，有一說是因爲寄生蟲已經絕跡的緣故。

# 異位性皮膚炎會出現哪些症狀?

異位性皮膚炎的主要特徵，就是「很癢」及「很難治癒」。濕疹也會引起劇癢，但如果症狀不易消失，則可能是罹患了異位性皮膚炎。

## ◆癢及難以治癒為其特徵

異位性皮膚炎的皮膚症狀，例如形狀和出現部位等，因年齡而有所不同，而各年齡層的共通症狀，就是奇癢無比。癢會使人不斷地用手去抓，結果反而導致皮膚炎惡化、變得更癢，形成惡性循環。

另一個特徵是難以治癒。伴隨强癢的濕疹一旦持續二~三週時，有可能爲異位性皮膚炎，必須立即接受專門醫生的檢查。

異位性皮膚炎的另一特徵，就是症狀會隨著季節變化而減輕或加重。一般而言，大致可分爲夏天加重或冬天加重二種類型。

其中，屬於夏天加重者多爲成人，蟎的孳生及汗水爲惡化原因。屬於冬天加重者多爲幼兒或孩童，主要是由於皮膚脂肪（※1）減少、皮膚乾燥所致。

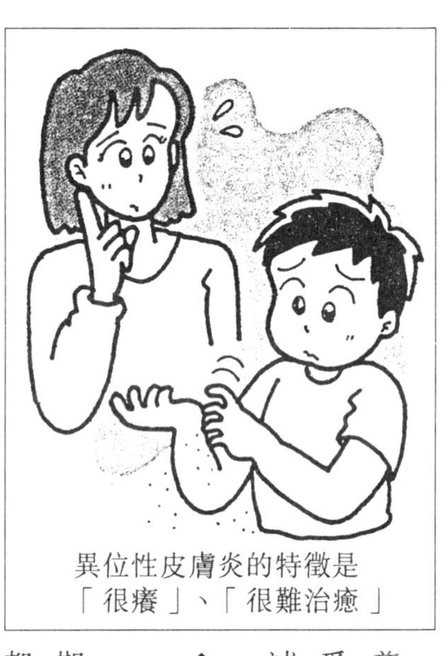

異位性皮膚炎的特徵是「很癢」、「很難治癒」

## ◆症狀全因年齡而產生變化

異位性皮膚炎的症狀，在乳兒期、幼兒期、小兒期、青春期及成人期等各個年齡層都不一樣。

以下就針對各個年齡層的特徵症狀深入介紹。

### ①乳兒期（出生後一個月～二歲）

出生後一～三個月時，以臉和頭部爲中心，會出現紅色疹子。除了孩子會下意識地用手去抓以外，當被母親抱在懷中時，孩子也會在母親身上摩擦而引起紅腫。濕疹會從前胸逐漸擴散到身軀、手腕、腳踝等處。而在頭上，則出現如頭皮屑般的紅色小濕疹。

出現在嘴巴四周及前胸的濕疹，會因食物殘渣或沒有擦乾淨而告惡化。很多人認爲新生兒的濕疹極爲平常，是由於汗水所引起的乳兒脂漏性濕疹（※2），但事實上這只是外行人的判斷，應該絶對避免。

這個時期的另一個症狀特徵，就是背部、腳部的皮膚及耳根都非常乾燥。

**②幼小兒期（三～十二歲）**

隨著成長，乳兒期的濕疹到了二歲左右就會消失。雖然只是一小部分，不過有些人到了二歲時，症狀即告痊癒。

至於其它孩子，在某段時間內看起來似乎完全痊癒了，實際上卻已進入幼兒期異位性皮膚炎的階段。乳兒期濕潤的皮膚，到了三～四歲左右變得非常乾燥，而且很癢。抓癢時免不了會弄傷皮膚，一旦傷口遭到細菌感染，往往會引起膿疱症(※3)。

在這個時期，會出現二種特徵症狀。

其一是，在手臂、腳的外側及背部等處，會出現許多褐色或紅褐色的丘疹(※4)。出現在毛孔上的一粒粒丘疹，乍看之下有如雞皮，而且奇癢無比，如果用手去抓，範圍會逐漸擴大。嚴重時，甚至還會糜爛或結痂。這種型態的皮膚炎，即稱爲「癢疹型異位性皮膚炎」。通常，這個症狀到了青春期就會減輕。

其二則是，手肘和膝蓋内側的皮膚會變厚、變皺，嚴重時會好像大象的皮膚一樣變得硬梆梆的，甚至還有「苔癬化」的傾向。因爲很癢，所以皮膚經常傷痕累累。有時，臉或頸部也會出現症狀。

不論是以上哪一種型態，癢都會斷斷續續地發生。使用藥物時可以暫將症狀壓住，但一用手去抓，濕疹又會惡化，因此很難治癒。

**③青春期、成人期（十二歲～）**

青春期時皮脂腺相當發達，皮脂的分泌非常旺盛，有助於改善皮膚的乾燥狀態。這時，癢疹型異位性皮膚炎會消失或減輕，但苔癬化現象反而趨於惡化，範圍也逐漸擴大。情況嚴重時，在全身各處都可看到一個個如錢幣般的苔癬。

這時臉色不是難看的灰青色，就是鮮紅色。至於眼睛四周，則是黑黑的一圈，而且皺紋非常明顯，用手去抓會使眉毛愈來愈稀疏。過了青春期以後，皮脂的分泌減少，皮膚則出現乾燥傾向。不過，在十八～二十五歲的患者當中，不乏因臉部有濕潤傾向而發疹的例子。這種奇癢無比、濕濕瘩瘩的現象，大多會自然痊癒。

※1　原因之一是冬天脂肪分泌較少，而身體又要蓄積脂肪，因而到達皮膚表面的脂肪就更少了。

※2　出生後一個月左右，出現在頭、眉、鼻子等部位，有著黃色痂的紅色濕疹。不會發癢，而且很快就會痊癒。

※3　膿疱症　因細菌感染而引起水疱或膿疱的疾病。

※4　丘疹　出現於皮膚表面、呈半球狀、大小約五㎜以下的發疹。

## 濕疹出現的方式因年齡而有所不同

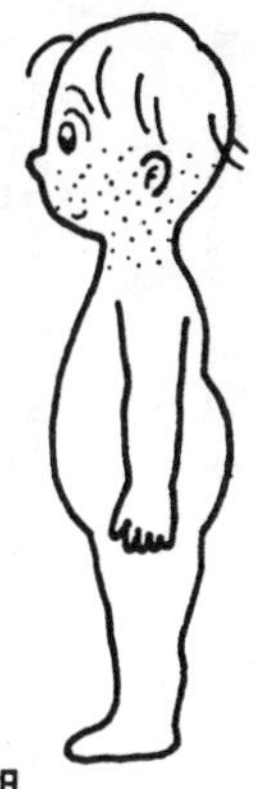

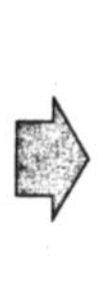

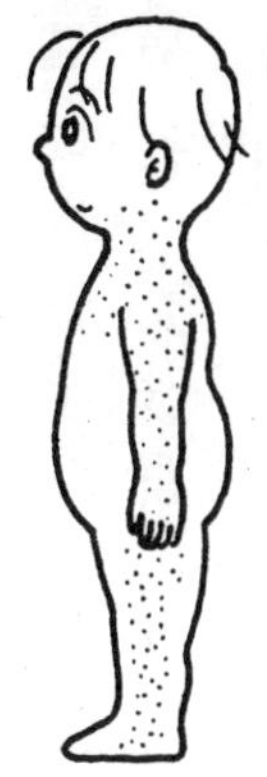

**①嬰兒期**

二～三個月大時發症，在臉部、頭部出現紅色濕疹。

逐漸向胸部、手臂、腳部蔓延。

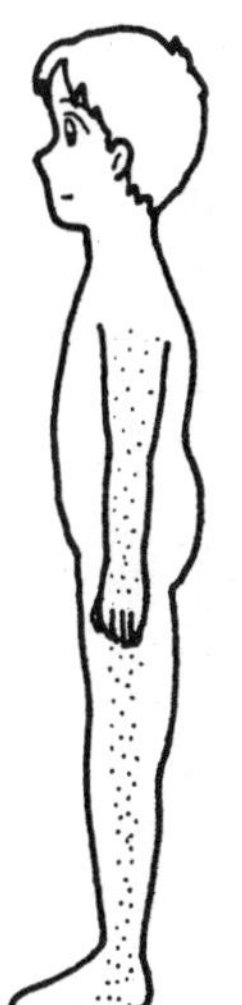

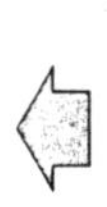

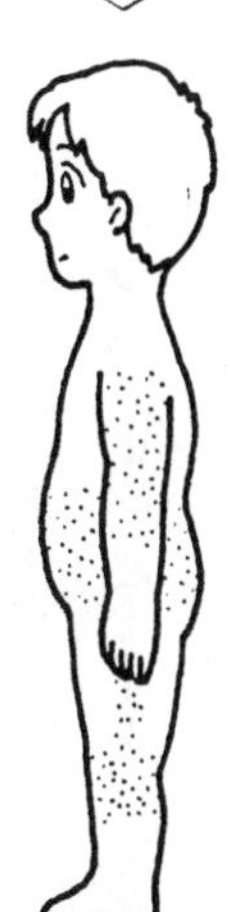

**③青春期**

苔癬化現象惡化、範圍亦告擴大。

**②幼兒期**

在背部、手臂、腳部外側形成丘疹，在膝蓋及內側則形成苔癬化。

**何謂異位性皮膚炎？**

# 幾歲才能痊癒呢？

異位性皮膚炎雖然治療不易，但三十％左右的人可在上小學之前痊癒，近半數的人可在十歲左右痊癒。值得注意的是，近來直到成年仍然無法痊癒的例子，似乎愈來愈爲普遍了。

## ◆多半在出生後不久發病

異位性皮膚炎主要是由於某些與生俱來的因素所引起的，多半在出生後二～三個月就會發病。在一歲前發病的人占半數以上，在三歲左右發病者則高達七十％。之後則愈來愈少，直到十歲以後才發病的，甚至還不到一成。

## ◆三成左右可在上小學之前痊癒

異位性皮膚炎只要持續治療，通常不會再發。即使再發，也多半只是暫時性的，而且症狀較輕，最後會自然痊癒。在身體隨著成長而日益茁壯的同時，皮膚的機能、構造和防禦功能也愈來愈完善，是以異位性皮膚炎會隨著年齡增長而告痊癒。

剛上小學的學生當中，每三人就有一人已經痊癒。而在九～十歲之間，約有半數已經痊癒，到了十六歲左右，則有九十％以上可望痊癒。

一旦過了這個年齡，症狀通常不會再減輕了。過去一般人都認爲異位性皮膚炎是小兒特有的疾病，長大成人以後自然就會痊癒，但是近來我們卻發現，成人罹患異位性皮膚炎的比例，高達一成左右。

## ◆成人發病的例子有增加的傾向

有些人在兒童時期並未出現任何症狀，不料卻在青春期或成人期發病，像這樣的例子有日益增加的趨勢。

在一九六〇年代，成人患者占全部異位性皮膚炎患者的五％，到了一九八〇年代，則躍升至二十％以上。由患者總數增加的現象可以知道，成人當中也有許多人罹患了這個毛病。如果真有遺傳因子，通常不會過了二十～三十年才發病，這也就意味著，人類所生存的環境及飲食生活的變化，對疾病的發生有很大的影響。

近來，花粉症成爲一個相當普遍的問題，患者也不斷地增加。爲什麼以前從沒有任何

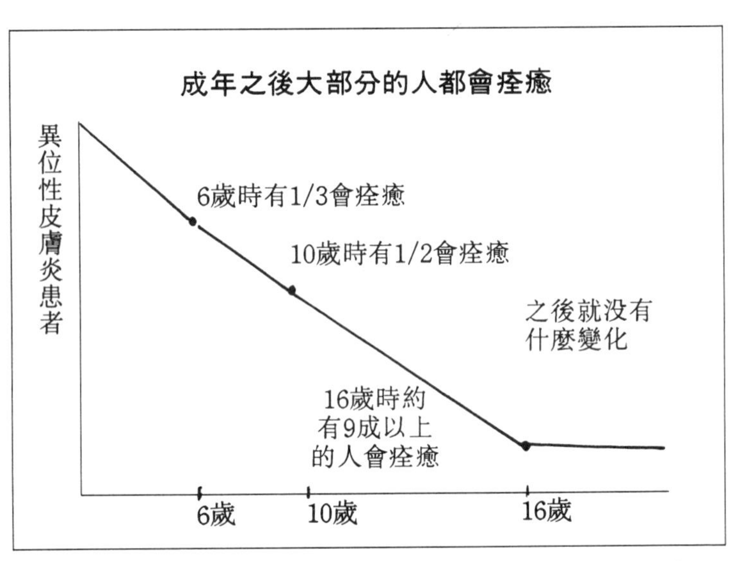


過敏症狀的人，會突然得了花粉症呢？這個現象的背景原因，與成人罹患異位性皮膚炎的例子增加是共通的。

也就是由於蟎、花粉增多、食品添加物的增加、飲食生活的歐美化及精神、肉體壓力等種種因素(※1)所導致。

爲什麼異位性皮膚炎患者會持續增加？爲什麼大人也會罹患異位性皮膚炎呢？若能將其原因一一找出，對治療異位性皮膚炎將會有很大的幫助。

※1　成人罹患異位性皮膚炎的原因相當複雜，因此治療起來比小孩更加困難。

# 皮膚具有哪些特徵？

皮膚是覆蓋於身體表面、保護內部的組織。而異位性皮膚炎患者的皮膚表面，經常都是斑斑駁駁的，就好像漏雨的屋頂一樣。

因此，外來的刺激和抗原很容易就會入侵。

## ◆皮脂膜及角質層受到破壞時

皮膚覆著於人體表面，最外側的是「皮脂膜」，其下有「角質層」，負責保護內部組織。這，就是所謂「皮膚的屏障功能」。

至於異位性皮膚炎患者的皮膚，由於①皮脂分泌減少，皮脂膜消失、角質層受到破壞；②酰基鞘氨醇的生產量減退，角質層遭到破壞，以致皮膚原有的天然屏障功能無法充分發揮作用。

所以外界刺激及抗原很容易進入皮膚內部，而水分的蒸發也會使皮膚變得非常乾燥。

**①皮脂分泌減少**

健康人的皮膚，表面會有由皮脂腺分泌出來的表皮脂質（＝皮脂膜）覆蓋著。皮脂膜除了可防止皮膚受到傷害之外，同時還會給予皮膚滋潤。

然而，異位性皮膚炎患者的皮膚，皮脂分泌（※1）顯著減少，因此幾乎沒有皮脂膜。一旦外來的刺激達到角質層，就連角質層也會遭到破壞。

**②酰基鞘氨醇的生產量減退**

在皮脂膜之下有角質層，而在角質細胞之間，則有稱爲「酰基鞘氨醇」的磷脂質。

酰基鞘氨醇可防止皮膚水分的蒸發、避免角質細胞的剝落，而異位性皮膚炎患者的生產量，卻只有健康者的一半以下。如此一來，角質層很容易就會遭到破壞，一旦接觸到衣服、毛尖等對一般人來說不算什麼的刺激，就會破壞角質細胞的平衡。

角質層遭到破壞後，水分很容易蒸發，因此皮膚經常都非常乾燥。

**③陷於惡性循環**

皮脂膜與角質層都受到破壞後，皮膚表面的屏障功能便告減退，這時汗水及會引起過敏反應的蟎抗原等，容易侵入表皮內部，引起發炎症狀。

劇癢會使人忍不住用手去抓，因而弄傷皮膚，導致細胞及皮脂剝落，陷入惡性循環當中。這也正是異位性皮膚炎爲什麼很難治癒的原因之一。

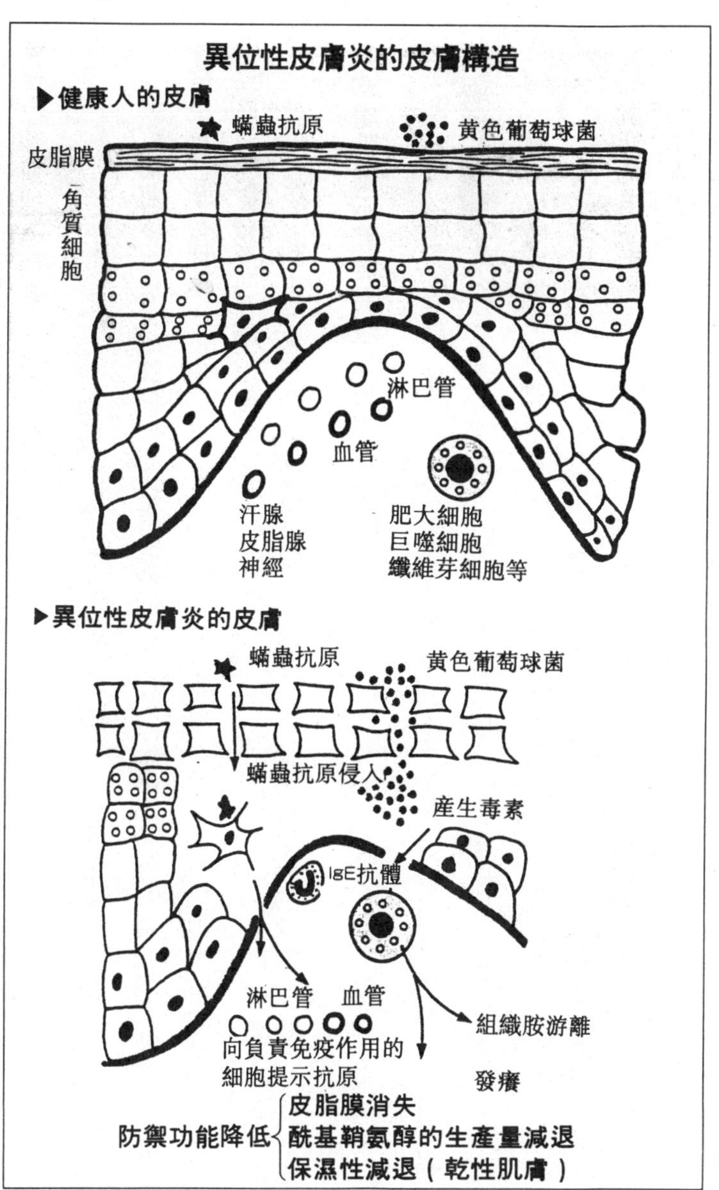
異位性皮膚炎的皮膚構造
▶健康人的皮膚
蟎蟲抗原
黃色葡萄球菌
皮脂膜
角質細胞
淋巴管
血管
汗腺
皮脂腺
神經
肥大細胞
巨噬細胞
纖維芽細胞等
▶異位性皮膚炎的皮膚
蟎蟲抗原
黃色葡萄球菌
蟎蟲抗原侵入
產生毒素
IgE抗體
淋巴管
血管
組織胺游離
向負責免疫作用的
細胞提示抗原
發癢
防禦功能降低
皮脂膜消失
醯基鞘氨醇的生產量減退
保濕性減退（乾性肌膚）

## ◆黃色葡萄球菌很多

在異位性皮膚炎患者當中，七十%可在其皮膚上發現「黃色葡萄球菌(※2)」。

黃色葡萄球菌是引起膿疱症等皮膚疾病的原因，但在非異位性皮膚炎者的皮膚上，也會發現黃色葡萄球菌。皮膚表面遭到破壞後，黃色葡萄球菌會侵入皮膚內部，據說這也是導致異位性皮膚炎惡化的原因之一。

最近發現，利用聚烯吡酮對皮膚表面進行消毒，可收相當不錯的效果。

## ◆乾燥肌膚不等於異位性皮膚炎

異位性皮膚炎皮膚特有的症狀，就是乾燥。其它症狀還包括臉部及關節內側出現濕疹、眼下有皺紋或色素沈澱、嘴唇周圍及關節內側苔癬化、耳根糜爛、頭皮屑等。

不過，皮膚乾燥未必就是罹患了異位性皮膚炎。

五～六歲的孩子，往往會出現皮膚發癢、變得如同鯊魚皮一般粗糙、有粉屑脫落等現象。儘管其中不乏和異位性皮膚炎相同的症狀，但多半只是小兒型乾燥濕疹，只要防止乾燥即可痊癒。

一般來說，小孩子的皮脂分泌比大人少，因此較容易乾燥。在此要特別强調的是，發癢的乾燥肌膚，並不等於罹患了異位性皮膚炎。

## ◆碰到汗水就會發癢為其特徵之一

異位性皮膚炎的特徵之一，就是碰到汗水就會發癢。

大部分異位性皮膚炎患者在流汗以後，臉、脖子、頭部，以及容易出汗的手肘關節內側、膝關節內側，就會變紅、發癢。這是因爲異位性皮膚炎的皮膚表面遭到破壞，汗水容易滲透到皮膚內部引起刺激而發癢。

必須澄清的一點是，發癢並不是汗水所引起的。而是由於夾雜在汗水中的灰塵、蟎、垢等侵入皮膚內部，因而引起發炎症狀。

**異位性皮膚炎的皮膚特徵**

- **皮膚的防禦功能喪失**
  皮脂分泌及酰基鞘氨醇的生產減退，致使皮脂膜和角質層遭到破壞。
- **黃色葡萄球菌大量增加**
  容易引起膿疱症等皮膚疾病。
- **非常乾燥**
  不過，乾性肌膚並不等於異位性皮膚炎。
- **流汗後容易發癢**

※1 異位性皮膚炎患者的皮脂，不僅量少，而且一照到紫外線就馬上氧化，形成過氧化脂質。過氧化脂質會使周圍的物質產生變化，是以皮膚表面更容易遭到破壞。

※2 黃色葡萄球菌　形狀如葡萄、會產生黃色色素的細菌。

**何謂異位性皮膚炎？**

# 異位性皮膚炎患者是否較容易罹患其它皮膚炎？

罹患異位性皮膚炎時，由於皮膚的天然屏障功能減退，故皮膚內部容易遭細菌、病毒侵入。在這種情況下，當然也較容易引發其它皮膚疾病，加速病情的惡化。

**◆容易罹患皮膚感染症、膿疱症**

罹患異位性皮膚炎的皮膚，由於屏障機能減退，因此一旦抓傷，皮膚內部很容易爲細菌或病毒侵入，引起皮膚感染症。

例如，在異位性皮膚炎的皮膚上，經常可以檢驗出大量的黃色葡萄球菌，因而很容易罹患由黃色葡萄球菌所引起的各種感染症。

**◆容易罹患由細菌引起的膿疱症**

膿疱症又稱傳染性膿痂疹，大多是由黃色葡萄球菌（※1）等細菌所引起。最早是出現半球狀水疱，水疱破了以後就會糜爛。患者以嬰幼兒較爲常見，可經由接觸傳染。

## ◆由病毒感染所引起的水疣

由傳染性軟屬種病毒所引起的水疣(※2)，多發生於罹患異位性皮膚炎的幼小兒身上。疣中含有病毒，可經由接觸或游泳池的水而造成感染。水疣既不痛也不癢，但由於異位性皮膚炎會引起發癢症狀，一旦抓破皮膚，很快就會蔓延全身。

爲了預防由病毒、細菌所引起的感染症，異位性皮膚炎患者平時就要注重皮膚的保養，不讓皮膚處於容易罹患皮膚炎的狀態。

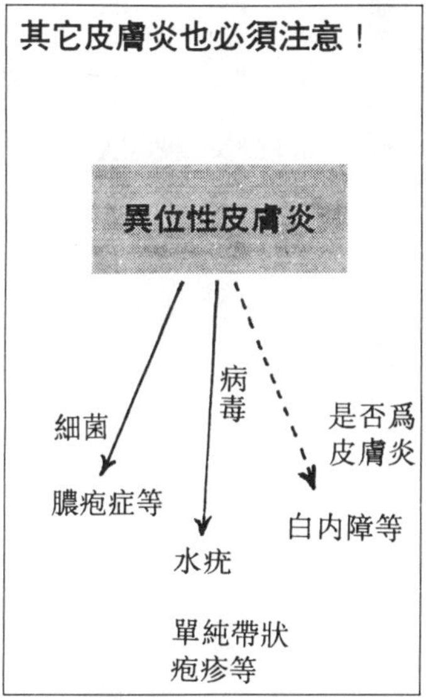

**其它皮膚炎也必須注意！**



像水疣等經由病毒感染所引起的皮膚疾病，如果塗抹專治異位性皮膚炎的類固醇劑，反而會使病情惡化。爲了避免這種情形，在其它皮膚疾病痊癒之前，最好不要塗抹類固醇劑。

## ◆由單純的帶狀疱疹病毒所引起的「熱花」

由單純的帶狀疱疹病毒所引起的單純帶

狀疱疹，會在臉部，特別是嘴巴附近出現如米粒般大小的水疱。異位性皮膚炎患者一旦罹患帶狀疱疹，水疱很容易就會擴及整個臉部(※3)、頸部及胸部等處(稱爲卡波濟水痘樣病)。帶狀疱疹會在發燒、感冒時出現，又稱爲「熱花」。

萬一發燒而致全身症狀惡化時，必須趕緊住院接受治療。如果任由其惡化，可能會引起帶狀疱疹腦炎，因此一旦有上述症狀出現，最好馬上去看專門醫生。

成年的異位性皮膚炎患者，常常會有這種症狀出現。

## ◆容易引起白內障等併發症

白內障並非皮膚疾病，只是罹患異位性皮膚炎時，較容易引起白內障等併發症。一般是在青春期以後較容易發生，但在成年異位性皮膚炎患者增加的現在，也必須特別注意。爲防萬一，過了十歲以後，最好定期接受眼睛檢查。

原因至今不明，據說與經常在眼睛四周抓癢有關。問題是，有些併發白內障的中等症(※4)或重症異位性皮膚炎患者，眼睛周圍的皮膚炎並不是非常嚴重，因此，有人推測可能是由於某些和皮膚炎有關的因子所引發的。

除了白內障以外，也可能引起角膜炎，網膜剝離等眼部疾病。

※1　除了黃色葡萄球菌之外，膿疱症也可能由溶連菌所引起。

※2　水疣症的治療，可以將藥物塗在疣上使其腐蝕，或是用針一個一個挑掉。小孩子比較怕痛，因此並不適合採用後者。

※3　水疱長在眼睛四周時，可能會移到角膜，必須特別注意。當孩子不停眨眼或喊痛時，一定要立刻去看眼科醫生，否則可能會有失明的危險。

※4　根據報告，在青春期以後的中度～重度患者當中，約有一～二成會出現白內障。

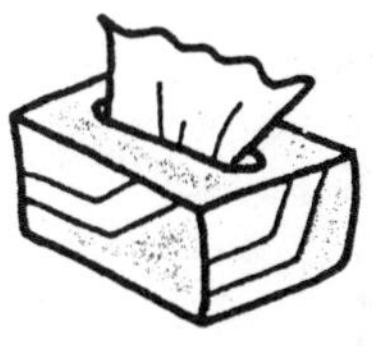

何謂異位性皮膚炎？

## 異位性皮膚炎患者是否也容易罹患其它異位性疾病？

因爲是屬於容易產生IgE抗體的異位性體質，當然較容易罹患與IgE抗體有關的其它異位性疾病。但隨著年齡的增長，身體的免疫機能也會逐漸增強，因此多半只是出現異位性皮膚炎而已。

### ◆隱藏在皮膚炎裡的各種症狀

異位性皮膚炎大多是單獨發症，不過有時也會與支氣管氣喘、過敏性鼻炎、過敏性結膜炎、過敏性腸胃炎等異位性疾病合併出現。

如果異位性皮膚炎在嬰兒期發症，則過了二歲以後可能會併發支氣管氣喘，屆時皮膚炎好轉，但氣喘卻告惡化；以及氣喘好轉，但皮膚炎卻告惡化的現象會交互出現。

至於應對方法，則是事先瞭解各種容易併發的異位性疾病及其主要病狀，並加以防範。

## ◆主要異位性疾病

### ①過敏性鼻炎

過敏性鼻炎是僅次於異位性皮膚炎的異位性疾病。症狀包括鼻子(※1)經常感覺刺癢、打噴嚏、流鼻水，以及眼睛充血、口內發癢等。

過去，過敏性鼻炎鮮少發生在嬰幼兒身上，但近來都有增加的傾向。大人的過敏性鼻炎和花粉症一樣，多半與季節有關；至於小孩子的情形，多半跟蟎、灰塵等過敏原有關，與季節並沒有太大關連。如果患者是小孩，則噴嚏較少、鼻子經常是不通的。

### ②支氣管氣喘

支氣管氣喘是由於支氣管的肌肉因過敏反應而痙攣所引起的。這時，支氣管因粘膜腫脹而變細，使得空氣進出肺部受到阻礙，如果再有發炎症狀，呼吸會變得非常困難。罹患氣喘時，每次呼吸都會發出嘖嘖、噓噓等聲音。這種症狀突然開始，就表示氣喘(※2)發作了。這時，吐氣比吸氣更加困難。會引起氣喘的過敏原，包括蟎、灰塵、花粉等。

### ③過敏性結膜炎

大多是跟過敏性鼻炎一起發作，從五～六歲的孩子到大人都可能罹患。

罹患異位性皮膚炎的孩子，如果出現經常揉眼睛、眼屎增多等症狀，有可能是罹患了過敏性結膜炎，應該速至眼科就診。如果自行使用市售的眼藥水，結膜炎可能會慢性化而轉爲重症。

過敏原包括蟎、灰塵、黴菌等，有時也會因食物而引起。

**④過敏性腸胃炎**

和異位性皮膚炎一樣，過敏性腸胃炎是在出生後即出現疾病徵兆。食物爲其過敏原，會引起下痢、嘔吐等症狀。容易出現過敏性腸胃炎症狀的時期，是在從母乳轉換爲牛奶或開始吃斷奶食品時。在尚未找出原因食物或症狀消失之前，最好避免這類食物。常見的三大過敏原，包括蛋、牛奶、大豆。

※1　過敏性鼻炎的症狀在剛開始時很像感冒，只是不會出現發燒、咳嗽等症狀，而其它症狀則會持續很長一段時間。

※2　氣喘發作可分爲小發作、中發作及大發作。小發作不會產生噴噴等呼吸困難的聲音，故有時會被誤以爲是感冒。中發作會出現呼吸困難的症狀，大發作則呼吸困難的程度加强，甚至無法開口說話。

# 何謂進行性過敏？

所謂進行性過敏，就是異位性疾病的症狀隨著年齡增長逐漸顯現出來。通常是從異位性皮膚炎開始，但只要給予適切治療，大多不會成爲進行性過敏。

## ◆何謂進行性過敏？

具有過敏因子的孩子，過敏性疾病隨著年齡增長而逐漸發作，即稱爲「進行性過敏」。

典型的進行性過敏，首先是出生後出現下痢等消化器官症狀或異位性皮膚炎。到了二～三歲時，異位性皮膚炎症狀減輕了，但支氣管氣喘卻開始發作，之後隨著年齡漸長，會出現過敏性鼻炎（※1）等症狀。

像這樣，依年齡而在各個不同的部位出現不同的症狀，即所謂的進行性過敏。過敏性氣喘大多是由皮膚方面的過敏性疾病轉換症狀，成爲呼吸器官方面的疾病。

異位性皮膚炎幾乎都是在嬰兒期發症，這是進行性過敏的第一步。不過，罹患異位性皮膚炎的孩子，未必都會出現進行性過敏。從異位性皮膚炎轉爲過敏性氣喘的孩子，約占全體的二十%。大部分的人都只是罹患異位性皮膚炎而已。

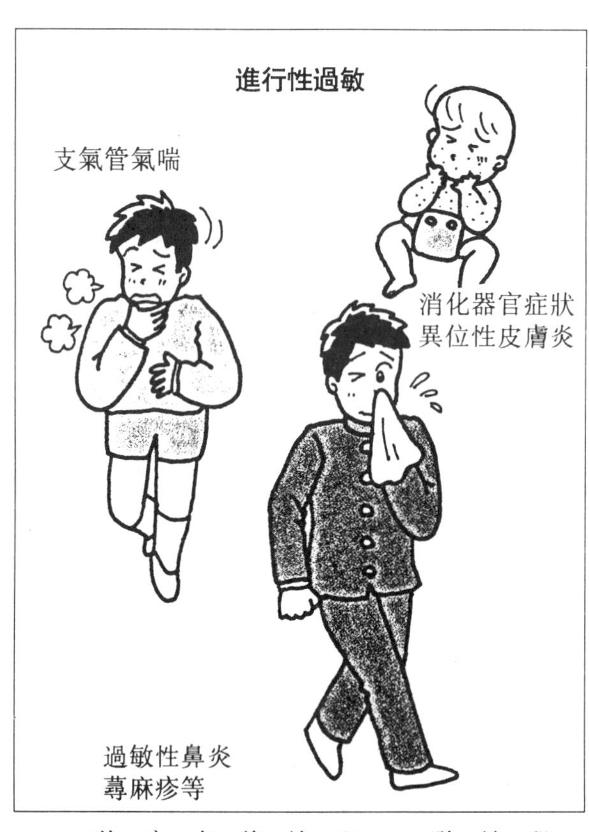


另外，只要在各個階段給與適切的治療，自然就能防止疾病進入下一個階段。

異位性皮膚炎的症狀即使治癒了，因爲患者仍然具有異位性體質，長大後還是可能引起過敏性鼻炎、過敏性結膜炎等疾病，因此，對各種過敏症狀均必須多加留意。

## ◆進行性過敏的自然治癒力

在初期階段抑制進行性過敏的發生固然重要，但也不可太過神經質。

據說，過敏性是當胎兒在母親的肚子裡時，透過胎盤由母親所攝取的食物所引起的。這個說法經由大衆傳播媒體的報導後，許多婦女開始在懷孕期間極端限制飲食，結果反而引起營養失調或小孩發育障礙等問題。限制飲食的本意原是為了預防疾病，但矯枉過正的結果，卻反而引發了疾病。

另一方面，現在也有人主張過敏性會自然痊癒。也就是說，到了某個年齡時，原本會引起過敏的食物，吃了以後卻不會產生症狀。在這期間，可以在不妨礙發育及正常生活的原則下稍加限制，相信最後必能自然痊癒。

※1　過敏有很大的個人差異，並不是所有的人都會依此順序出現症狀。有的人早在幼兒時期就罹患了過敏性鼻炎，有些人則是有氣喘而沒有異位性皮膚炎。

# 父母的異位性皮膚炎會遺傳給孩子嗎？

異位性體質會遺傳，異位性皮膚炎則不一定。至於會不會發病，與其說是遺傳，倒不如說受環境因子的影響較大。

## ◆遺傳的機率

由日本厚生省主辦的「一九九二年度異位性疾病實態調查」，是以三歲孩童爲對象，調查經診斷爲異位性皮膚炎的患者比例，其結果如下：

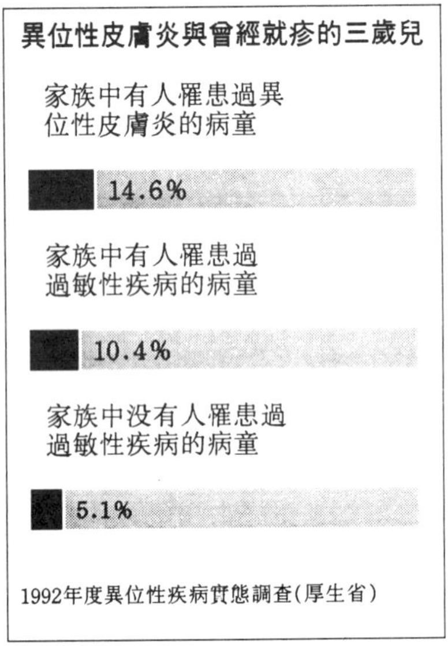

**異位性皮膚炎與曾經就疹的三歲兒**

| | |
|---|---|
| 家族中有人罹患過異位性皮膚炎的病童 | 14.6% |
| 家族中有人罹患過過敏性疾病的病童 | 10.4% |
| 家族中沒有人罹患過過敏性疾病的病童 | 5.1% |

1992年度異位性疾病實態調查(厚生省)

在有異位性皮膚炎家族歷史（家族中有人罹患異位性皮膚炎）的家庭中，通常會有子女罹患異位性皮膚炎。另外，如果家族中有人罹患過敏性疾病，小孩多半會出現異位性皮

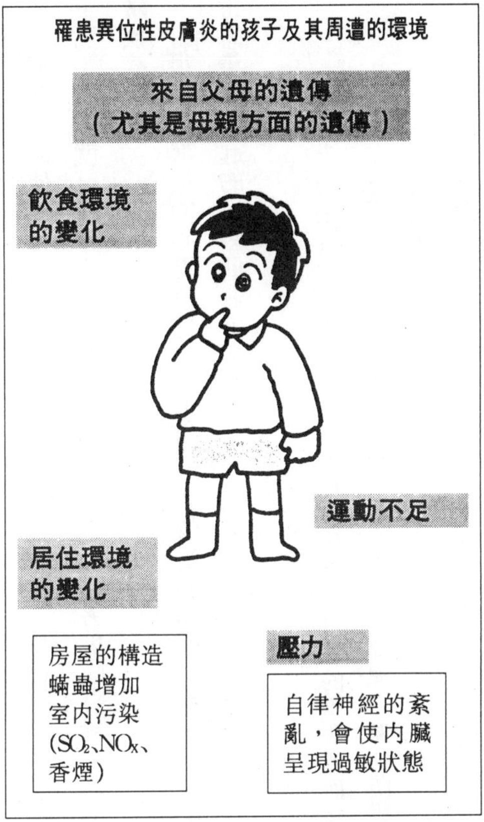

**罹患異位性皮膚炎的孩子及其周遭的環境**

來自父母的遺傳
（尤其是母親方面的遺傳）

飲食環境的變化

運動不足

居住環境的變化

房屋的構造
蟎蟲增加
室內污染
($SO_2$、$NO_X$、
香煙)

壓力

自律神經的紊亂，會使內臟呈現過敏狀態

膚炎。

儘管異位性疾病與遺傳有密切關連，但過敏性疾病並不會遺傳，真正會遺傳(※1)的是容易產生IgE抗體的體質。因此，異位性皮膚炎多的家族，較容易出現蕁麻疹、過敏性鼻炎等各種過敏性疾病。

但是，容易產生抗體的體質，並不會百分之百遺傳。以父母都罹患過敏性疾病的情形來說，其所生子女也罹患過敏性疾病的機率，只有五十%(※2)。

有關遺傳的構造，至今還不是非常清楚。不過，以異位性皮膚炎爲例，母親的遺傳性比父親更強。換句話說，當母親罹患異位性皮膚炎時，子女罹患異位性皮膚炎的機率，遠比父親爲異位性皮膚炎患者時來得高。

## ◆環境因子的影響力比遺傳更大

瑞典某位醫學家曾對七千名雙胞胎進行過敏性疾病調查，結果發現，氣喘、濕疹、花粉症等的發病率，同卵雙胞胎爲二五·三％、異卵雙胞胎則爲十六·二％。

同卵雙胞胎的罹患機率較高，與遺傳因子有關。而異卵雙胞胎的罹患機率較低，則表示環境因子的影響力大於遺傳因子。

因此，即使父母雙方都是異位性皮膚炎患者，也不必太過悲觀。只要在環境因子上多下點工夫，就可以防止異位性皮膚炎的產生，或者僅限於輕症程度而不會惡化爲進行性過敏疾病。

很多人都很關心異位性皮膚炎會不會傳染的問題，事實上，由於它並不是由細菌或病毒感染所引起的，因此並不會傳染。

※1　所謂具有遺傳性，並不是指遺傳容易過敏的體質，而是指是否遺傳了防禦過敏的體質。也就是說，如果孩子沒有從父母那兒遺傳到防禦過敏的體質，便很容易成爲過敏體質。

※2　當父母雙方都罹患過敏性疾病時，遺傳給子女的機率爲二十％。

# 異位性皮膚炎是否有增加的趨勢？

在每三人當中就有一人罹患過敏性疾病的現代，與其它過敏性疾病一樣，異位性皮膚炎的患者也有日益增加的趨勢。異位性皮膚炎並不是新發現的疾病，據說羅馬帝國的皇帝亞格斯多斯亦爲異位性皮膚炎所苦。

## ◆二十年來成長七倍

日本長崎大學醫學部的皮膚科，曾針對異位性皮膚炎患者在全部皮膚科患者當中所占的比例進行調查。

調查結果顯示，一九六七年時，異位性皮膚炎患者僅占全部皮膚科患者的一・四%，十年後增爲四・八%、二十年後的一九八七年，則增至十・一%。一九八七年的數字，比十年前增加約二倍，比二十年前增加約七倍。

再從年齡構成比來看，一九七七年時，二十一歲以上的患者只有五%左右，到了一九八七年則增至二十%。

由此可知，不但異位性皮膚炎患者不斷增加，罹患此病的成人也在增加當中。

## ◆三歲兒中有八%為異位性皮膚炎患者

根據日本厚生省所作的異位性疾病實態調查（一九九二年），可以知道在接受健康檢查的孩子當中，罹患異位性皮膚炎的比例有多少（請參照次頁圖表）。

調查結果顯示，三歲兒罹患異位性皮膚炎的比例，高達八%。

另外，日本厚生省也以國民爲對象，進行保健福祉動向調查（一九九一年）以瞭解出現過敏性症狀的比例。結果發現，四歲以下幼兒出現過敏性皮膚症狀的比例，高達三十%。

## ◆羅馬皇帝也是異位性皮膚炎患者

近來患者人數急劇增加的異位性皮膚炎，是很早以前就有的疾病。

有關羅馬帝國皇帝亞格斯多斯也是異位性皮膚炎患者的傳說，見於以下的記錄：（※1）

「由於發癢及嚴重抓傷，以致皮膚變得乾燥、堅硬」。

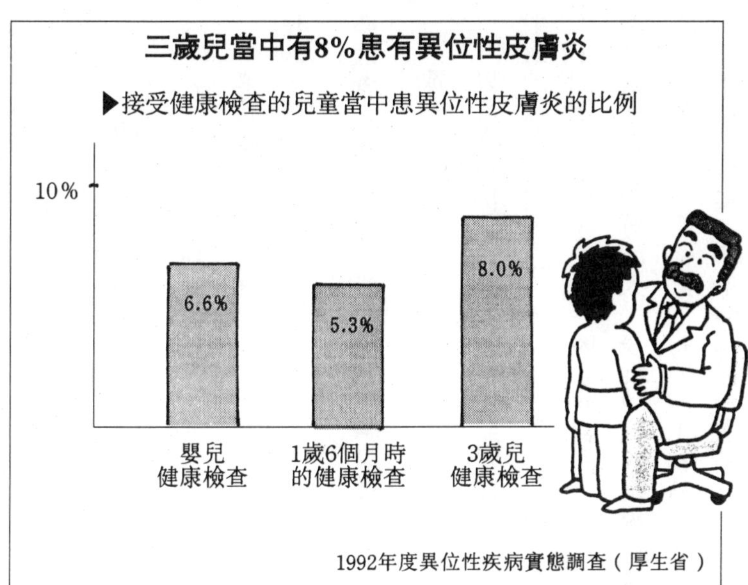


由此可知，異位性皮膚炎是從很早以前就有的疾病，至於患者人數急劇增加，則是最近數十年來的事。

因此，它與花粉症等過敏性疾病一樣，都可稱爲「現代病」。

※1　根據同一資料記載，「當西羅科風（從非洲吹向地中海方向的季節風）吹起時，粘膜炎（發生在粘膜的發炎症狀）也跟著出現」，同時還會併發過敏性氣喘或過敏性鼻炎。

異位性皮膚炎是現代病嗎？

# 為什麼異位性皮膚炎患者會不斷增加呢？

異位性皮膚炎患者增加的原因，包括飲食生活急劇變化，如蛋、牛奶、肉食的攝取量增加，居住環境的變化，如蟎增加及環境污染、壓力增加等。

## ◆飲食生活的變化是異位性皮膚炎增加的主因之一

異位性皮膚炎增加的原因之一，與飲食生活的變化有密切關連。

以日本爲例，過去(※1)人們的飲食，不外是米飯、味噌湯、蔬菜、烤魚等。而今一般人的飲食習慣，已經改爲早上蛋、牛奶，晚餐則是以用大豆油作成的肉類料理爲主食。殊不知蛋、牛奶、大豆、肉類等食品，正是典型的過敏原。在每天大量攝取的情況下，原本就具有過敏體質的人，慢慢地就會出現症狀。

另外，摻有食品添加物的加工食品的攝取量增加，也會對身體產生不良影響。

黃瓜、蘿蔔、蘋果等蔬菜、水果，一年四季都可以買得到。這些蔬菜、水果的成分在當令及季節外是否有所不同，我們不得而知，可以確定的是，攝取這些蔬果的人，消化機能各有不同。一個人如果一年四季都只吃自己喜歡的東西，養成偏食的習慣，飲食的平衡便遭到破壞。

日本人自古以來都是以當令菜作爲主要選擇。不過，近年來日本人在飲食上，已經沒有季節之分，因而擾亂了自律神經及消化功能的平衡。結果，食物中的過敏原很容易就經由腸侵入體內，形成對食物過敏的現象。

在國內，我們幾乎可以吃到世界各地的食物。必須注意的是，這些食品(※2)極有可能引發新的過敏。

## ◆氣密性傢俱充斥的居住環境也是原因之一

寄居在灰塵中的蟎，是引起異位性皮膚炎的主凶，也是最引人矚目的原因之一。現在的房子由於氣密性佳，睡的又是彈簧床，冬天還有暖氣，可以說一年四季都保持著，適合(※3)蟎繁殖的條件。

基本上，屋內的傢俱、物品繁多，使得灰塵有附著之處，而蟎也相對地增加，是導致異位性皮膚炎患者增加的主要原因。

## ◆環境污染、壓力、運動不足

談到生活環境的變化，除了前面所提的居住環境之外，大氣污染、排水公害等與生活有關的環境污染，也是不容忽視的原因之一。

與壓力增加也有關。由神經所分泌的物質，藉由肥大細胞釋放出組織胺等。而神經的運作，係由心理狀態所左右。是以當面對强大的壓力時，較容易引起過敏反應。

小孩子也有壓力。現代人小孩生得不多，又多半是小家庭制，父母親在育兒不安的心理下，往往會對孩子過度干涉或安排過多學習課程，剝奪了孩子與朋友在一起玩的時間，再加上適合孩子遊玩的場所並不多，種種因素加在一起，便大大地增加了孩子的壓力。

另外，運動不足也是一個問題。由於自律神經紊亂，現代人少有空腹感，因而使得消化功能減弱，給予過敏原可乘之機，終至引起異位性皮膚炎。

異位性皮膚炎的增加，可說是現代人追求豐裕及便利的結果。所以，異位性皮膚炎可說是對現代人的一記警鐘。

※1　日本農林水產省於一九三五年及一九九〇年間，曾針對國民每人每年的食品攝取量進行調查，結果顯示：

牛奶、乳製品……三二公斤→六七·一公斤

雞蛋……二·三公斤→一四·六公斤

肉類……二·〇公斤→二三·八公斤

呈現巨幅增加的趨勢。反之，米的攝取量則從一二六·三公斤減爲七五·七公斤。

※2　奇異果等新上市的水果，很容易引起過敏。

※3　以前的人在大掃除時，會將榻榻米拿到院子裡晒，並且用力拍打，因此蟎蟲及灰塵較不容易附著。可惜的是，現代人已經不再保有這個習慣。另外，很多人喜歡把榻榻米拿掉改鋪地毯，結果反而提供蟎蟲一個更適合孳生的溫床。

# 到醫院去時應該看哪一科呢？

異位性皮膚炎的治療，可在皮膚科、小兒科、內科進行。過去，小兒科和皮膚科對於斷食療法的觀點有很大的差異，但現在雙方已經逐步取得共識，在治療方面也相當一致。

以小孩子的情形來說，如果一開始就到皮膚科就診，可能會被其它過敏疾病所淹沒，所以，最好先到小兒科去較爲妥當。

## ◆小孩子應該先到小兒科去

如果是小孩子的話，除了肉眼看得到的皮膚炎症狀之外，可能還有其它因消化或呼吸器官過敏而引起的疾病。爲了慎重起見，最好先到小兒科就診。

到大醫院去時，即使你看的是皮膚科，爲了對全身症狀有更深入的瞭解，醫生通常會建議病人先轉到小兒科去。

反之，當你到小兒科就診時，一旦皮膚病變加劇。必須先治療濕疹，則醫生會將病人

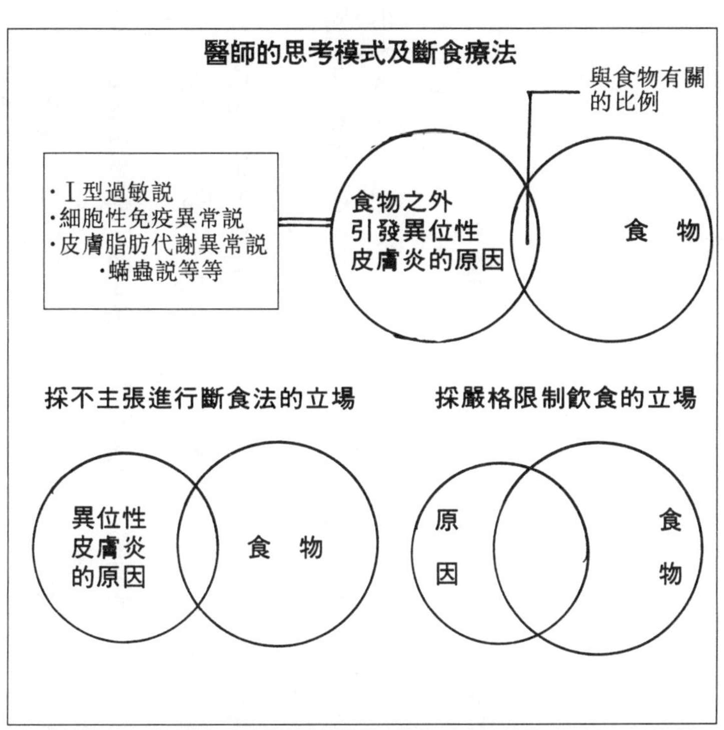


轉到皮膚科去。

總而言之，不管到哪一家醫院去，最好同時看皮膚科、小兒科或皮膚科、內科。

## ◆小兒科、皮膚科及內科的不同

不論是皮膚科或小兒科、內科，治療異位性皮膚炎的基本原則，都是先抑制發炎及發癢症狀。必要時，還會同時採用斷食療法或服用抗過敏劑。

大體而言，小兒科傾向於採用斷食療法，不過近來已逐漸放鬆嚴格的飲食限制。

至於皮膚科和內科，因爲不

採用斷食療法，看起來似乎比較溫和。近來由於各科之間互相觀摩，從中找出較好的治療方式，因此三者對於異位性皮膚炎的治療，實際上没有太大的差別。

## ◆在醫生與患者之間建立信賴關係是最重要的

治療時非常重要的一點，就是醫生與患者之間必須建立起信賴關係。如果無法贏得患者的信賴，哪怕醫生的醫術再高明，最後仍然是徒勞無功。

異位性皮膚炎的治療期間很長，其間的症狀又時好時壞，患者(※1)及其家居難免會對醫生的能力產生懷疑。爲了建立信賴關係，如果心中存有疑慮，最好忠實地向醫生反應出來。

※1　不斷轉換醫生的行爲，在醫學界有一個專有名詞，叫做「docDor Shopping」，其中又以異位性皮膚炎患者最爲常見。事實上，重複接受各種不同的治療，對病情可說有百害而無一利。如果你有疑問，最好在另請高明之前，先和原來的醫生好好談一談。

# 診斷時會問到哪些問題呢？

在異位性皮膚炎的診斷上，問診是非常重要的。通常，醫生會問及家族中是否有人罹患過敏性疾病、出現哪些症狀，以及可能成爲過敏原的飲食生活及居住環境等問題。第一次就診時，最好對醫生可能詢問的問題有個概括性的瞭解。

## ◆家族中是否有人曾經罹患過敏性疾病？

醫生在判斷是否爲過敏性疾病時，首先必須知道在患者的家族中是否有人曾經罹患過過敏性疾病。這裡所謂的家族，除了父母、兄弟姐妹之外，還包括祖父母、外祖父母、叔伯阿姨、舅舅，以及堂、表兄弟姐妹等。如果有人曾經罹患濕疹，支氣管氣喘、蕁麻疹、過敏性鼻炎及其它過敏性疾病，一定要告知醫生。

另外，醫生還需要知道患者在吃了哪些東西以後症狀會惡化，作爲過敏原的參考。

## ◆記錄日常狀況

爲方便醫生的診斷，最好以簡單明瞭的方式，將日常狀況記錄下來，例如，吃了何種食物會有哪些症狀，或者哪種症狀會在哪個時候出現等等。

你一旦懷疑孩子可能罹患了異位性皮膚炎，從那天起就要開始記錄孩子的情形及症狀。

醫生一定會問的問題，包括是吃母奶、牛奶或混合營養，如果是後二者，醫生會問是吃哪種奶粉、從什麼時候開始吃斷奶食品、平時較常給予的食物是什麼、從什麼時候開始出現哪些症狀、接受過哪些預防接種、曾經生過哪些病、何時出現打噴嚏、鼻塞等與過敏有關的病狀等。爲免到時想不出來或有所遺漏，最好事先將答案寫下來。

就診時還要攜帶母子健康手册，這樣從孩子出生到成長期間的一切，醫生都可以一覽無遺。

## ◆母親在懷孕期間的飲食

另外，醫生也會針對母親在懷孕期間都吃些什麼，蛋、牛奶、大豆一天的攝取量等加以詢問。如果媽媽在懷孕期間曾經對某些食品進行斷食，別忘了一定要告訴醫生。

**問診時醫生通常會問哪些問題？**

- 家族中是否有人罹患過敏性疾病？
- 什麼時候、吃了哪些東西、吃多少才出現這種症狀？
- 做了哪些事後會出現症狀？
- 如果是喝牛奶引起的，那麼是喝了什麼樣的牛奶？
- 如果是斷奶食引起的，那麼斷奶食都是哪些東西？
- 到目前爲止接受過那些預防接種？
- 到目前爲止生過什麼病？
- 懷孕期間哪些食物吃得最多？
- 懷孕期間是否曾經進行斷食？
- 家中是否鋪有地毯或榻榻米？
- 家中是否飼養寵物？

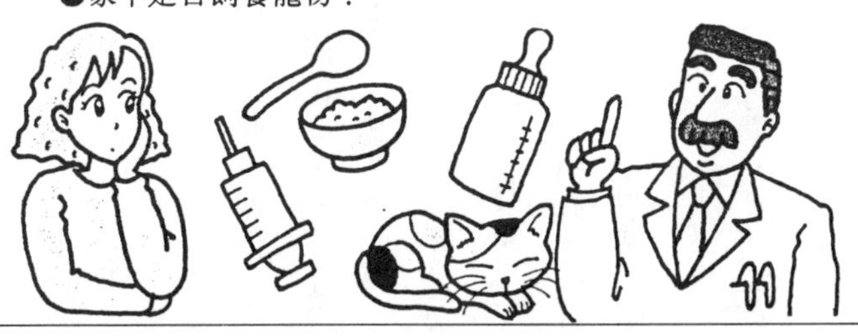

### ◆有關居住環境方面

由於蟎、灰塵與異位性皮膚炎有關，因此居住環境和寢具等，也是詢問的重點之一。

醫生詢問的項目，包括房子的隔間、用途、是鋪地毯或用榻榻米，寢具、枕頭爲何種質料，是否睡彈簧床及睡覺時所穿的衣物等。

另外還會問及家中是否飼養寵物、是否有填充玩具、清掃方式及次數等問題。當然，醫生也會告訴你今後應該怎麼做。

就診時最好穿著容易穿脫的衣服，以方便醫生檢查。

## 砂糖或酒精攝取過多是否容易引起過敏？

在人類的腸子裡，有雙叉乳桿菌、乳酸菌、大腸菌等各種細菌。這些細菌各自有其功能，並且保持平衡狀態。

當大量攝取砂糖或酒精時，腸內細菌的平衡狀態就會遭到破壞。因爲，念珠菌（黴菌、酵母的一種）是以砂糖、酒精爲養分，在養分供應充足的情況下會異常增殖。

念珠菌會分泌降低免疫力的毒素，身體爲了加以對抗，會產生抗體。抗體增加時，就容易引起過敏反應。另外，念珠菌會在腸壁鑿洞，成爲過敏原的食物很容易入侵，進而引起食物過敏。

少量攝取砂糖或酒精當然沒有問題，但最重要的還是在於保持均衡的飲食，也就是不可「重複、大量」攝取。

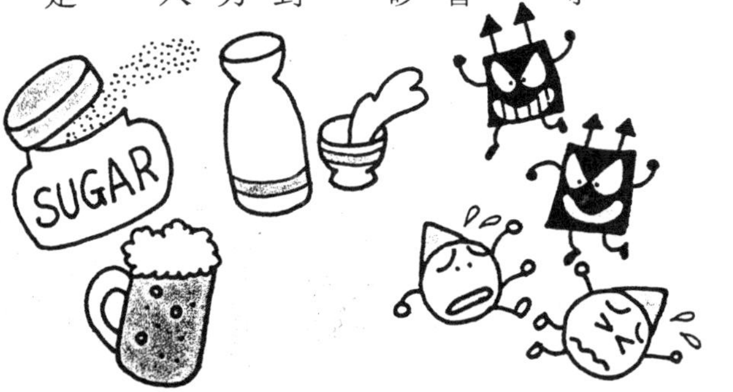

# 原因篇

# 異位性皮膚炎的原因

原因

# 異位性皮膚炎的原因為何？

有關異位性皮膚炎的原因，在嬰兒期是以食物過敏爲主。其後，來自蟎等的影響逐漸加大；成年以後，除了蟎之外，壓力、自律神經失調等都是可能的原因之一。

## ◆從食物到蟎蟲

某醫院的小兒科曾於一九九二年間，以五十二位罹患異位性皮膚炎的孩子爲對象，比較出生五個月及一歲時的過敏原。結果發現，五個月大時，引起異位性皮膚炎的過敏原，食物所占的比例最大；到了一歲時，蟎蟲的影響力也提高了。

可能引起過敏的食物，依年齡不同會產生很大的變化。

到了二歲左右，過敏原大多爲雞蛋、牛奶(※1)。之後，對蟎過敏的孩子很明顯地增加。到了三歲以後，九成以上的孩子對蟎蟲抗原產生陽性反應。呈陽性反應會出現哪些症狀並不一定，但它與過敏有關卻是不爭的事實。

## ◆食物過敏會隨著年齡增長而減少

嬰兒由於腸管(※2)發育尚未成熟，食物無法充分消化，故容易成爲過敏原。等到消化機能隨著年齡增長而趨於完備後，食物過敏現象將會逐漸減少。

食物過敏是使嬰兒期皮膚炎惡化的主要原因，但從異位性皮膚炎的整個過程來看，這只是暫時現象。到了成年以後，食物爲過敏原的比例不到一成。這時，與過敏有關的其它原因會逐漸增加，並且出現各種皮膚症狀。

## ◆備受矚目的蟎蟲抗原

近來有關蟎蟲抗原(※3)是引起異位性皮膚炎的過敏原的說法，相當受人矚目。一般而言，二歲以上的患者，在接受IgE抗體及皮膚反應測試時，對蟎蟲幾乎都呈現陽性反應。異位性皮膚炎的皮膚，表面組織已經遭到破壞，異物很容易由此侵入。屆時除了蟎蟲以外，含有蟎蟲殘骸、糞、卵的蛋白質也會進入皮膚深處，成爲過敏原。由顯微鏡照片中，我們可以看到蟎蟲抗原進入皮膚內部的情形。

蟎蟲以人類的頭皮屑及身垢爲食，所以只要有人的地方，就有蟎蟲存在。

尤其是高溫多濕的氣候，更是最適合蟎蟲生長的環境，要將其去除可說十分困難。

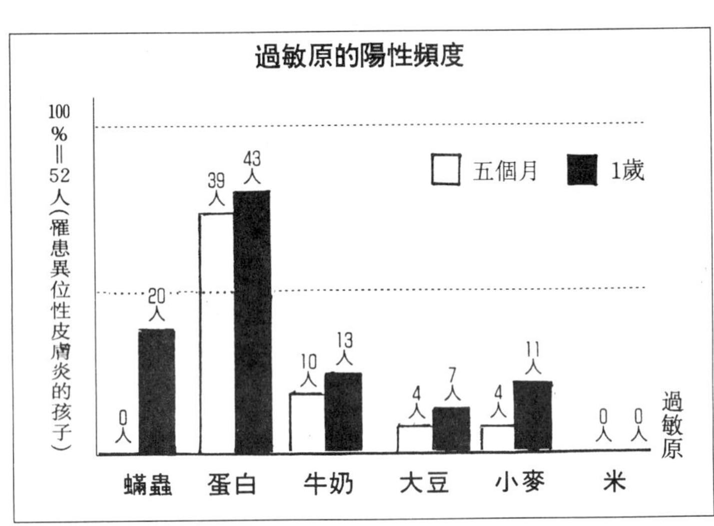


引起異位性皮膚炎的原因，通常並不只有一個，而是由許多因素摻雜在一起而造成的。

因此，儘管你在斷食療法上做得非常徹底，而且從不間斷，但是屋子裡卻到處都有灰塵、蟎蟲，則症狀將無法獲得改善。採取斷食療法或許可以暫時使症狀好轉，但長遠來說，症狀終究還是會再度惡化的。

在異位性皮膚炎的治療上，最重要的是減少蟎蟲與灰塵、不在屋內飼養貓狗等動物、保持皮膚清潔及身心愉快、均衡的飲食、避免過度勞累、經常運動等。

## ◆找出過敏原的有效方法是記日記或作筆記

要找出過敏原並不容易。

如果過敏原不多，只要接觸或吃了那類東西就會出現症狀，那麼尋找過敏原可說輕而易舉。

問題是，蟎蟲及灰塵幾乎無所不在，最容易成爲過敏原的雞蛋、牛奶、大豆等，又經常以不同的型態存在於各種食品當中，根本防不勝防。

在帶孩子的過程中，很多媽媽都沒有養成寫育兒日記的習慣。事實上，在尋找過敏原時，育兒日記可發揮很大的作用。

記錄的內容包括出現何種過敏性症狀、發症情形、前兩天所吃的東西、所接觸的東西及所穿的衣服、所用的寢具等。

就診時可將記錄內容等拿給醫生作爲參考，相信會對過敏原的界定有所幫助。

※1　雞蛋、牛奶、大豆一向被視爲食物過敏的三大過敏原，近來則又增加了米、小麥等穀物。

※2　小腸粘膜中有IgA這種蛋白質，當抗原進入血液中時，IgA會將其封閉住。不過，嬰幼兒因爲腸胃功能的發育尚未成熟，所以封閉作用並未能充分發揮。另外，罹患異位性皮膚炎的嬰兒，其IgA量明顯地低了很多。

※3　引起異位性皮膚炎的蟎蟲，並不會咬人或吸血，而是以人、動物的體垢、皮屑爲主食，屬於家塵蟎蟲的一種。氣溫二十五度、濕度七五%，是最適合其繁殖的條件。

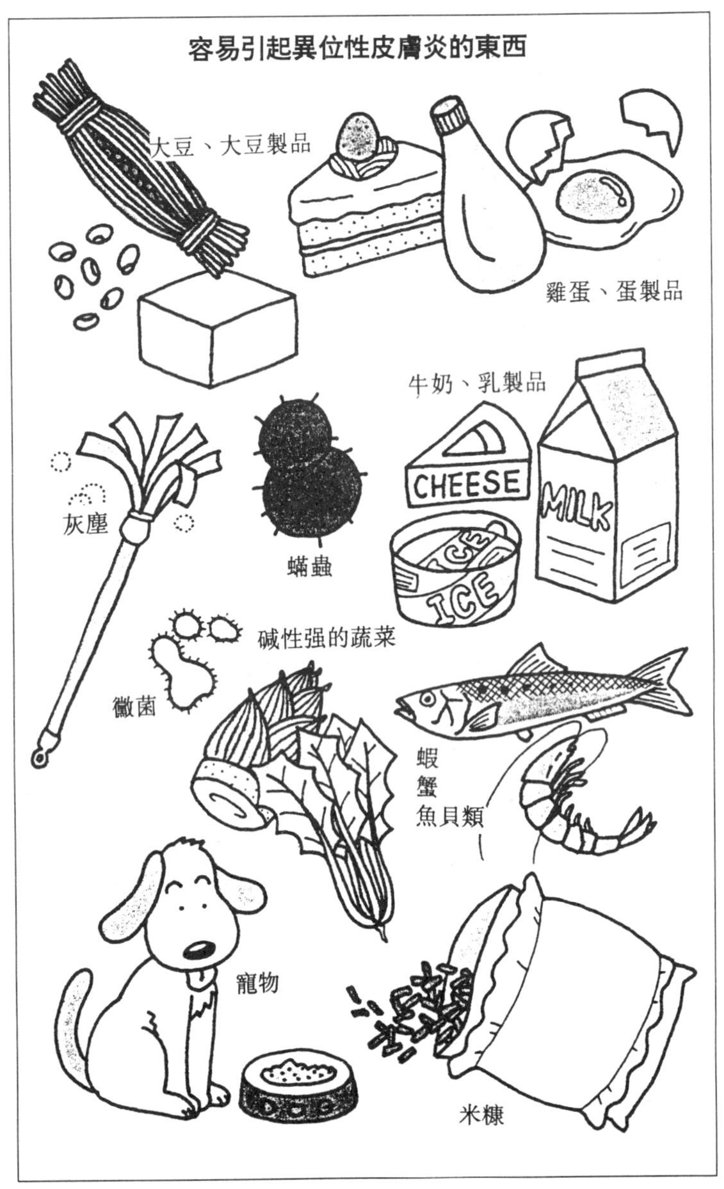
容易引起異位性皮膚炎的東西
大豆、大豆製品
雞蛋、蛋製品
牛奶、乳製品
CHEESE
MILK
ICE
ICE
灰塵
蟎蟲
碱性强的蔬菜
黴菌
蝦
蟹
魚貝類
寵物
米糠

# 會進行何種檢查？

爲了知道那些物質會引起過敏反應，醫生會對異位性皮膚炎患者進行血液及皮膚反應檢查。當然，醫生不會只根據單一檢查就決定過敏原爲何，而會綜合問診、食物日記及其它各項檢查的結果做成判斷。

## ◆首先是問診

診療首先由問診開始。問診內容主要爲家族中是否有人曾經罹患過敏性疾病、出現哪些症狀、吃過哪些東西、是否屬於過敏體質，以及你認爲哪些東西可能是過敏原等等。

對異位性皮膚炎而言，問診(※1)尤其重要。那是因爲，血液檢查及皮膚反應測試固然可以測知是否呈陽性反應，但那又是針對某些特定的過敏原進行測驗，至於引起症狀的真正原因，則不得而知。

在這個時候，必須配合問診的結果才能找出真正的過敏原。

## ◆查明是否為異位性體質的血液檢查

經由血液檢查，可以知道是否屬於容易產生IgE抗體的異位性體質。屬於異位性體質者血液中的IgE抗體，比一般人來得多，因此，只要看血液中IgE抗體的總量，就可一目瞭然了。

值得注意的是，罹患異位性皮膚炎的人，IgE抗體值未必就很高。事實上，有二十～三十％的患者，IgE抗體值是正常的。此外，IgE抗體的量並非固定不變，所以在治療期間必須多作幾次檢查。

## ◆調查過敏原為何的血液檢查

針對何爲過敏原所進行的血液檢查，稱爲「拉斯特法」。拉斯特法是將IgE抗體與蟎等特定過敏原結合而加以測定的方法。首先採集血液並加入各種抗原，然後觀察其反應。通常，一次檢查可以查出十種過敏原。

一般是將問診時懷疑可能是過敏原的東西，或較具代表性的過敏原，如蛋白、牛奶、大豆、麵、灰塵、花粉等，加在採樣的血液當中進行調查。

只是，有時會出現僞陽性反應，因此，不能單憑一次的檢查就認定結果。爲求確實，最好配合問診及其它檢查。

## ◆調査是否會引起過敏反應的血液檢查

當引起過敏反應時，血液中屬於白血球的一種的嗜酸球（※2）會增加，因此只要看血液中嗜酸球的量，就可知道體内是否產生過敏反應。

## ◆皮膚反應測試

針對Ⅰ型（即時型）過敏反應進行的「皮膚反應測試」，是在有傷口的手腕皮膚上滴入各種過敏原的濃縮液並觀察其反應，常見的有射倖檢查（※3）及注射檢查（※4）二種。一般在十五～二十分鐘内就可看到反應。

由腫起的皮疹大小、紅的程度來判斷它是屬於陰性、僞陽性、陽性或强陽性。

對蟎蟲、灰塵等吸入過敏原而言，皮膚反應測試是非常重要的參考依據；但如果食物爲過敏原，則可信度將大爲降低。測試所使用的食物濃縮液，與經過消化、吸收的食物性質不同，是導致可信度降低的原因之一。

對於某些抗原，皮膚測試並不能確定它是否引起過敏反應。基本上，皮膚過敏的人，

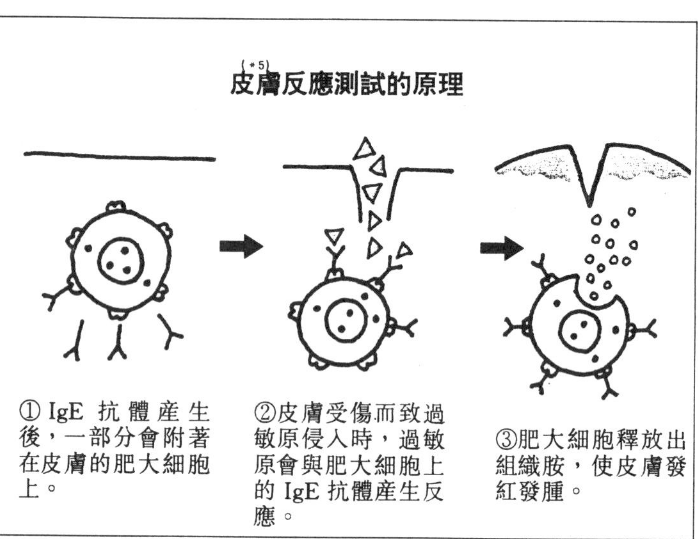


對所有抗原都會產生反應。反之，皮膚感覺比較遲鈍的人，有時即使有過敏原也不會產生反應。

呈陽性反應的過敏原，現在或許不會引起症狀，但今後出現症狀的可能性卻相當高。所以必須避免持續每天大量攝取某些特定食物。

不過並不需要進行斷食。真的要將皮膚測試呈陽性反應的東西，一律從菜單上去除的話，那麼可以吃的東西恐怕不多。

## ◆Ⅳ型過敏反應的皮膚測試

「皮內反應測試」是針對Ⅳ型（遲延型）過敏反應的皮膚反應所做的檢查。和結核菌素反應一樣，必須先將過敏原注入皮下組織，再觀察二天後的反應。

將過敏原貼在正常皮膚上觀察其反應的方

法，稱爲「貼片試驗」。I型過敏反應通常在二十分鐘後、Ⅳ型過敏反應則在二天後可見分曉。

※1　若能在問診時找出真正的過敏原，之後的檢查種類和次數可望減少。

※2　嗜酸球　占血液中白血球的二～三%，對侵入體內細菌的殺傷力並不强。功能截至目前爲止還不得而知，不過當罹患過敏性疾病或寄生蟲症時，嗜酸球的數目便會增加。

※3　射倖檢查　用針挑破皮膚，然後滴入過敏原的濃縮液並觀察其反應。

※4　注射檢查　將裝有過敏原濃縮液的針打進皮膚，然後觀察其反應。

※5　皮膚反應測試主要是觀察I型過敏反應。所謂I型過敏反應，是由於抗體之一的IgE抗體在肥大細胞上接觸到過敏原時，肥大細胞會釋放出組織胺等有害物質而引起的。

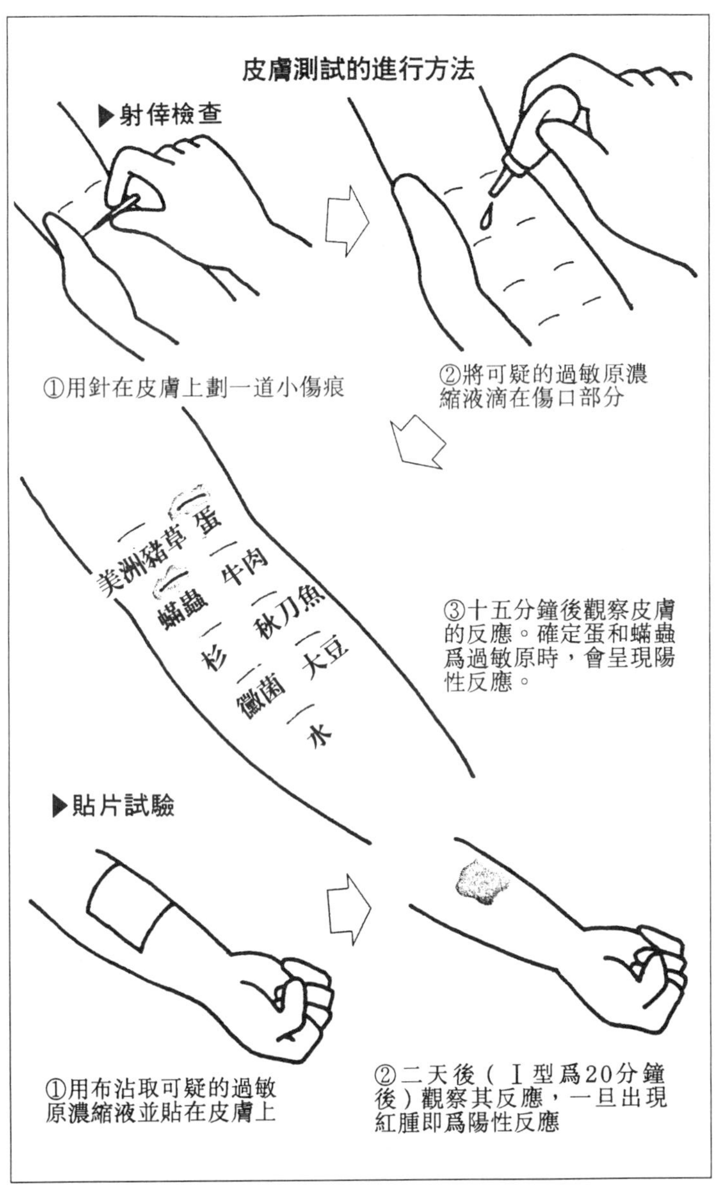
皮膚測試的進行方法
▶射倖檢查
①用針在皮膚上劃一道小傷痕
②將可疑的過敏原濃縮液滴在傷口部分
蛋
美洲豬草
牛肉
蟎蟲
秋刀魚
杉
大豆
黴菌
水
③十五分鐘後觀察皮膚的反應。確定蛋和蟎蟲爲過敏原時，會呈現陽性反應。
▶貼片試驗
①用布沾取可疑的過敏原濃縮液並貼在皮膚上
②二天後（Ｉ型爲20分鐘後）觀察其反應，一旦出現紅腫即爲陽性反應

# 如何找出本身為過敏原的食物？

當懷疑某種食物可能是過敏原時，最好在二週內不去碰觸，並觀察症狀反應。接著少量攝取，看看是否會出現症狀。如果要逐一測試，可能要花上好幾個禮拜的時間。

## ◆最好的線索是食物日記

一旦檢查結果確定食物（※1）爲過敏原，則必須花二週以上的時間找出哪種食物爲過敏原。

在這期間，最好記錄食物日記。除了記錄進食時間之外，還要將所吃菜餚的材料詳細記載下來。如果是調味料或加工食品，則要載明原材料、商品名稱及公司名稱。同理，所服用的藥物也必須加以記載。

另外，還要密切注意身體狀況，並且記錄下來。有關發疹樣子及發疹部位，也可以藉圖形來彌補文字敘述的不足。至於患者的情緒及食慾，當然也要記錄下來。

根據食物日記，醫生可以大致瞭解異位性皮膚炎與食物之間的關係。此外，食物日記也是採取斷食療法及決定解除時機的重要參考資料。

## ◆藉由斷食試驗加以確定

經由檢查結果及食物日記斷定食物爲過敏原後，接著就要進行斷食以確定該種食物是否真的是過敏原。

進行斷食試驗時，除了該項食品之外，所有用它製成的加工食品也一概不能攝取。我們經常會藉由加工食品而在不知情的情況下吃了不該吃的東西，因此，在進行斷食試驗期間，詳細記載食物日記，可說十分重要。

斷食期間爲二週。在這期間如果症狀未見改善，即可判定該項食品不是過敏原，可以立即中止斷食。

## ◆藉由食物誘發試驗加以確定

除了藉由斷食試驗來確定過敏原以外，也可以藉由吃了哪些食物會出現症狀來加以確認。吃了疑似過敏原的食品後，通常要經過二天的觀察期。

如果沒有症狀產生，就表示過敏原並非該項食物，當然也就不必進行斷食。反之，如

## 食物日記範例（對牛奶過敏的三歲兒）

| 10月3日<br>菜單 | | 材料 | 量 | 其他 |
|---|---|---|---|---|
| 早餐 | 飯 | 米 | 1杯 | 皮膚　時　分 |
| | 煎蛋 | 雞蛋、食用油 | 1個 | 呼吸器　無　時　分 |
| | 竹筴魚魚乾 | 竹筴魚 | 1片 | 消化器　時　分 |
| | 味噌湯 | 味噌、海帶、洋蔥 | 1杯 | 其他 |
| | 8點 | | | |
| 午餐 | 麵包 | 麵包 | 1片 | 皮膚　時　分 |
| | 果醬 | 草莓 | 一大匙 | 呼吸器　無　時　分 |
| | 麥茶 | 麥茶 | 1杯 | 消化器　時　分 |
| | 12點 | | | 其他 |
| 晚餐 | 飯 | 米 | 1杯 | 皮膚　時　分 |
| | 漢堡 | 牛肉、豬肉、雞蛋<br>麵包粉、食用油 | 1個<br>(100g) | 呼吸器　無　時　分 |
| | 馬鈴薯泥 | 馬鈴薯 | 1/2個 | 消化器　時　分 |
| | 紅蘿蔔 | 紅蘿蔔 | 1/4根 | 其他　時　分 |
| | 19點 | | | |
| 點心 | 牛奶糖<br>16點 | 牛奶糖 | 1個 | 皮膚<br>呼吸器<br>消化器<br>其他 { 口唇發紅　16時05分<br>腫脹　時　分<br>發癢　時　分 |

※吃哥哥吃過的牛奶糖，結果口的四周出現過敏症狀

果出現症狀，則必須依其程度來決定是否要進行斷食療法。

※1　由食物引起的過敏反應，稱爲「食物過敏」。食物過敏早在很久以前就發現了，根據希臘時代的書籍記載：「某些食物對某些人而言是有毒的。」

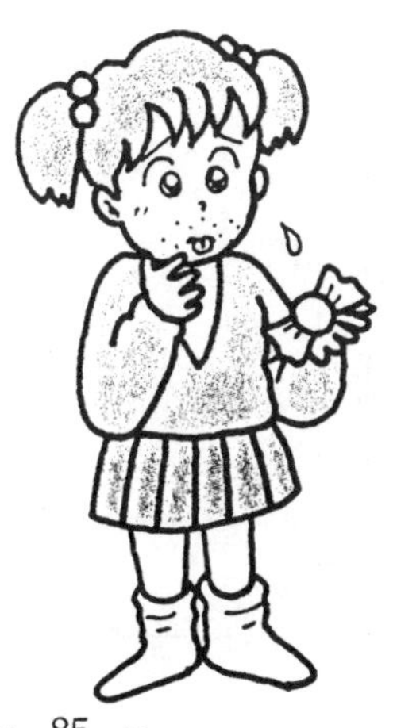

# 何種食物會成為過敏原呢？

雞蛋、牛奶、大豆是兒童的三大過敏原。大人的過敏原和小孩不同，主要是蝦、蟹等甲殼類、魚類等。而在最近，對主食的米、小麥等穀物過敏的人，似乎有增加的趨勢。

## ◆蛋白質是主要的過敏原

蛋白質是主要的過敏原。某些食物之所以成爲過敏原，就是因爲其中含有蛋白質。蛋白質的種類繁多，主要是由二十種氨基酸組合而成。

## ◆蛋、牛奶、大豆為兒童的三大過敏原

成爲過敏原因的食物很多，但其中有些食物特別容易引起過敏。小孩子的三大過敏原包括蛋、牛奶、大豆。尤其是含蛋白的雞蛋，是引起異位性皮膚炎等皮膚症狀頻度最高的過敏原。

頻度僅次於雞蛋的是牛奶。昔日，對牛奶過敏的小孩，大人會建議他們改喝豆漿。但是，在對牛奶過敏的小孩當中，二五～三十%也對大豆過敏。因此，對牛奶過敏的小孩，應避免大量攝取大豆製品。以嬰兒爲例，如果對牛奶過敏，最好也不要喝豆漿。

至於大豆過敏，主要是因大豆會在小腸粘膜引起組織變化。位居第四的過敏原爲豬肉。和大人相比，小孩子對植物性食品、魚、蝦、蟹等過敏的情形較爲少見。

## ◆成人的過敏原相當分歧

和小孩子不同，蝦、蟹、秋刀魚、鮪魚等魚貝類(※1)、小麥及酒等含有酵母的食品，較容易成爲大人的過敏原。另外，肉類及大豆、花生、高麗菜、番茄、奇異果等植物性食品，也較容易成爲大人的過敏原。不過，成人的小腸在吸收養分時，會發揮封鎖抗原的作用，因此不像小孩子那麼容易引起食物過敏。

## ◆對米飯過敏有增加的趨勢

根據報告，過了青春期以後的異位性皮膚炎患者，經常會有對米(※2)、小麥等穀物過敏的情形產生。換言之，如果成年之後異位性皮膚炎仍未痊癒，則很容易對米過敏。

米是東方人的主食，因此對米過敏是一件很不可思議的事情。但事實上，對雞蛋、牛

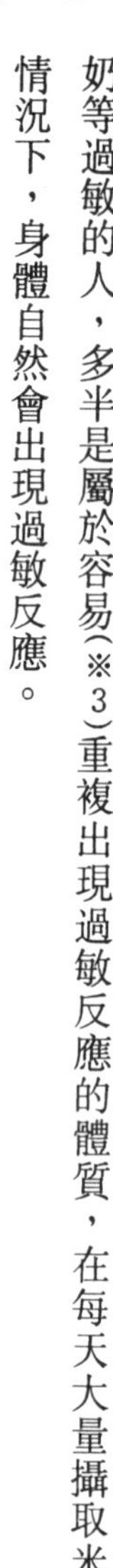
奶等過敏的人，多半是屬於容易(※3)重複出現過敏反應的體質，在每天大量攝取米飯的情況下，身體自然會出現過敏反應。

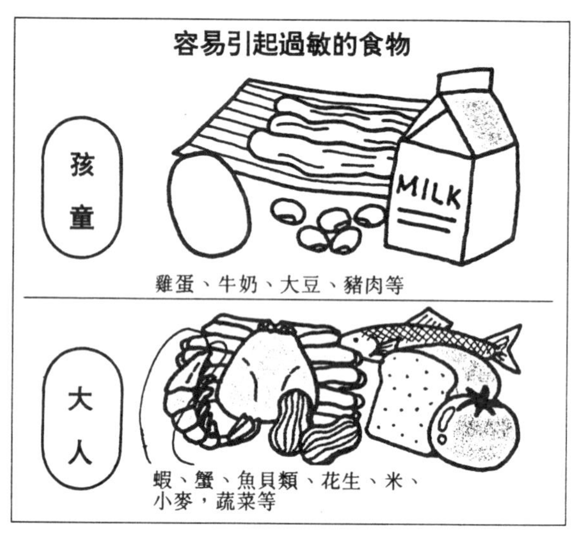


※1 秋刀魚、青花魚、沙丁魚等魚類，乃是容易引起過敏的食物，但同時也具有抑制IgE抗體、避免引發過敏的作用。不會過敏的人，應適量攝取魚類料理。食用時，要特別注意魚的新鮮度。在很早以前，曾有因爲吃魚而引起蕁麻疹的例子。

※2 糙米對身體有益，但其抗原性比白米更高，因此對異位性皮膚炎患者並不適合。

※3 像這樣，反覆出現過敏反應、不斷有新的過敏原產生，最後對很多東西都會過敏的人，近來有增加的趨勢。除了食物之外，對蟎蟲、灰塵也會產生過敏反應的人也相當多。

# 除了異位性皮膚炎之外還會出現哪些症狀？

食物過敏（※1）的症狀，以異位性皮膚炎居多，其次爲下痢、嘔吐等消化器官症狀。不過，偶爾也會引起休克症狀。

## ◆主要是引起皮膚症狀

成爲食物過敏原因的食物非常多，症狀自然也不一而足。以日常性頭痛爲例，很可能就是由食物過敏所引起的。食物過敏所引起的症狀，較常見的有發癢、蕁麻疹、濕疹、異位性皮膚炎等皮膚症狀。

## ◆其次為消化器官症狀

與食物直接接觸的消化器官，有時也會出現症狀。以嬰兒的情形來說，可以稱爲胃腸管過敏。由於奶粉（※2）的緣故，嬰兒會出現嘔吐、下痢、蕁麻疹等症狀。一旦放任不管而轉爲慢性消化器官症狀，將會因營養無法充分吸收而引起慢性缺鐵性貧血及營養失調。

## ◆偶爾也會引起休克症狀

有極小部分的人在吃下某些食物數分鐘或數小時後，會出現血壓急劇降低、喉頭浮腫導致呼吸困難等症狀，進而陷於休克狀態。由於事出突然，如果不立即加以治療，可能會有性命之危。

這種現象畢竟只是少數，各位大可不必恐慌，只要知道有些人會出現休克症狀就可以了。

可能引起休克症狀的食物，包括雞蛋、日本麵、蝦、蟹、秋刀魚、鮪魚等。

※1　日本人的食物過敏，較少會出現支氣管氣喘等呼吸器官症狀。

※2　母乳中含有IgA抗體，可防止抗原經小腸被身體吸收。因此，吃母奶的小孩比較不會發生過敏。

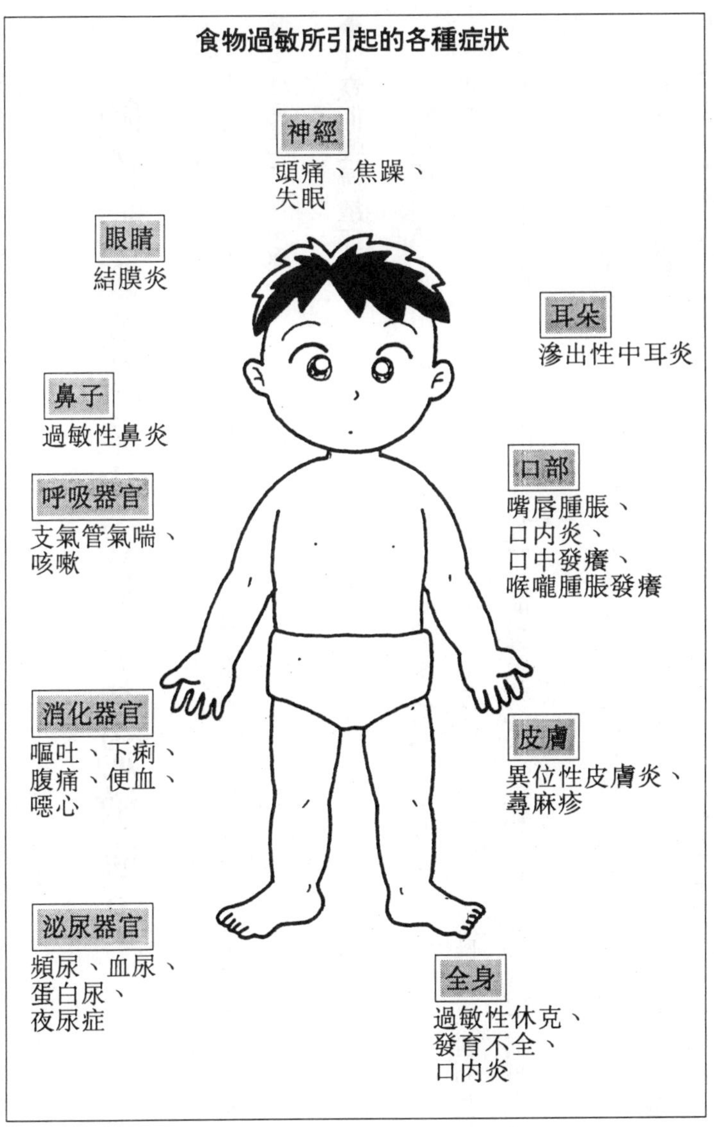
食物過敏所引起的各種症狀
神經
頭痛、焦躁、失眠
眼睛
結膜炎
耳朵
滲出性中耳炎
鼻子
過敏性鼻炎
口部
嘴唇腫脹、口內炎、口中發癢、喉嚨腫脹發癢
呼吸器官
支氣管氣喘、咳嗽
消化器官
嘔吐、下痢、腹痛、便血、噁心
皮膚
異位性皮膚炎、蕁麻疹
泌尿器官
頻尿、血尿、蛋白尿、夜尿症
全身
過敏性休克、發育不全、口內炎

食物過敏

# 碱性較強的蔬菜也容易引起過敏嗎？

在菠菜、竹筍等碱性較強的蔬菜當中，含有稱爲假性過敏原等容易引起過敏症狀的物質，應避免大量攝取。

## ◆注意假性過敏原

一般過敏症狀，是由於對化學傳達物質產生過敏反應而引起的。

菠菜、竹筍等蔬菜當中，含有血清素、組織胺等化學傳達物質。大量攝取這類蔬菜時，雖然不會引起過敏反應，卻會引起暫時性的過敏病狀。這類物質即所謂的「假性過敏原」。

嬰兒吃了這類食物時，會使症狀惡化，最好避免或控制攝取量。

另外，添加於食品中的合成物質（色素（※1）、防腐劑、發色劑等）也會導致過敏，故又稱爲假性過敏原。爲了健康著想，色彩鮮艷的糖果、點心應避免食用。

## ◆不可大量攝取同一種食品

除了屬於假性過敏原的食物以外，大量攝取富含胡蘿蔔素的胡蘿蔔、南瓜等食品時，也會導致皮膚發癢。另外，如果持續每天攝取地瓜、馬鈴薯等食品，很容易產生抗原性。

不僅如此，異位性皮膚炎患者對於各種食物，都應以少量攝取爲原則，這是避免症狀惡化的基本作法。

※1 酒石黃等黃色染料，可使容易引起過敏反應的代謝經路活潑化。代謝經路一旦趨於活潑化，接下來便會優先通過此一經路，形成容易過敏的體質。

## 含有假性過敏原的食品

### 藥理學的物質

| |
|---|
| **組織胺**<br>菠菜、番茄、茄子、玉蜀黍、芹菜、筍、冬菇、馬鈴薯、豬肉、雞肉、起司、酒等 |
| **擴散性凝膠**<br>番茄、茄子、筍、花生、野山藥、芋頭、栗子、麵等 |
| **血清素**<br>番茄、香蕉、鳳梨、奇異果等 |
| **神經鹼**<br>鹽漬鮭魚、冷凍鱈魚、不新鮮的秋刀魚、咖哩等 |
| **三甲胺**<br>花枝、螃蟹、蝦等甲殼類、貝類、軟體動物、鯊魚、鱈魚、咖哩、鱸魚等 |
| **酪胺**<br>起司、醋醃鯡魚、酪梨、柳丁、香蕉、番茄等 |
| **本乙胺**<br>巧克力、紅酒、起司等 |
| **色胺**<br>番茄、葡萄乾等 |

### 食品添加物

| |
|---|
| **染色劑**（酒石黃、日落黃、不凋花、新科克新）、清涼飲料、醃漬物、餅乾、糖果等 |
| **防腐劑**（安息香亞鈉、對羥苯甲酸類）　魚子醬、清涼飲料、醬油、醋、人造奶油、糖漿等 |
| **發色劑**（亞硝酸鹽）<br>肉類製品、魚肉火腿、臘腸等 |
| **漂白劑**（亞硫酸氫鈉）<br>蘿蔔乾、蒟蒻、明膠等 |
| **香料**（苄乙醇）<br>大多數食品中均含有 |

### 自然界的水楊酸化合物

| |
|---|
| 番茄、小黃瓜、馬鈴薯、杏仁、蘋果、草莓等 |

# 成為過敏原的食物是不是一輩子都不可以吃？

關於食物過敏，通常只要不吃屬於過敏原的食物，就不會出現症狀。如果能在一定期間內進行斷食，等到對該項食品產生抵抗力後，即使吃了也不會產生症狀。換言之，被判定爲過敏原的食物，並不表示要一輩子和它絕緣。

## ◆一旦有了抵抗力以後就可以吃了

在此先把結論告訴各位，被判定爲過敏原的食物，並非終此一生都不能再吃。以食物過敏爲例，只要在一段時間內不吃那些會引起過敏的食物，身體慢慢地就會對這些食物產生抵抗力。如此一來，就算吃了這些食物，也不會出現症狀。

嬰幼兒由於消化功能尚未發育完全，無法充分消化食物，很多都是直接由血液腸壁加以吸收，因此較容易引起食物過敏。

隨著消化、免疫功能的發育，有些過敏原會被消化、吸收，所以就算吃了該種食品，也不會產生症狀。這種情形，就表示身體對該種過敏原已經具有「抵抗性」了。

在斷食一段時期以培養抵抗力後，再藉由加熱降低食物的抗原性，即可少量進食。之後觀察反應，隔一段時間後再度少量進食，以漸進方式培養對該項食物的抵抗力。

有了抵抗力以後固然可以安心攝取，但如果持續大量進食，還是會有復發的危險。比較保險的作法是，在對某種食物具有抵抗性以後，仍然採取少量、隔幾日進食一次的方式。

## ◆年齡愈小愈容易培養抵抗力

斷食期間因食物而有所不同。以牛奶爲例，斷食期間通常較短；其它如日本麵等食品，有些人往往終其一生都無法再度攝取。

一般來說，小孩子獲得抵抗力的期間比大人短。以雞蛋爲例，孩童培養對雞蛋過敏的抵抗力只需要幾個月～一年的時間，大人則最快也要二年的時間。

## 消化酵素能使過敏原喪失活性

蛋白質最初是由胃來消化。蛋白質經攝取後，首先在胃中被消化酵素胃蛋白酶所消化，接著在腸內的胰臟所分泌的胰蛋白酶、縻蛋白酶分解爲氨基酸及連接肽。連接肽在腸管上皮分解爲氨基酸。

食物一經分解爲氨基酸，蛋白質就喪失了過敏原性。而食物要想具有過敏原性，就必須將氨基酸變成二十個左右的連接肽。

從消化功能來看，消化酵素可使食物容易在血液中溶解；再從免疫方面來看，則有助於使過敏原喪失活性，成爲對身體無害的東西。

# 遭蟎蟲叮咬就會引起異位性皮膚炎的說法是真的嗎？

與異位性皮膚炎有關的蟎蟲，是典型的灰塵蟎蟲，以人類的體垢、頭皮屑爲食，經常藏身於屋内灰塵、棉被、地毯或榻榻米裡面。

## ◆蟎蟲不會咬人

近年來，蟎蟲因爲與各種過敏疾病息息相關而備受矚目。

與過敏性疾病有關的蟎蟲，並不會咬人或吸血。它是以人或動物的體垢、頭皮屑及黴菌爲食，多半寄居於灰塵(※1)及垃圾中。

因此，所謂因遭蟎蟲叮咬而引起異位性皮膚炎的說法，並不正確。

## ◆蟎蟲所具有的蛋白質是引起過敏的元凶

異位性皮膚炎患者當中，九成以上對蟎蟲會顯示出較高的IgE抗體值。一般由IgE

抗體所引起的皮膚反應，包括蕁麻疹等症狀。

IgE抗體的值較高並不表示蟎蟲是引起異位性皮膚炎的直接原因，只是確定後者是藉由前者的某種作用而引起的罷了。

由IgE抗體所引起的過敏屬於即時型，蟎蟲所引起的過敏反應則是屬於遲緩型，會出現如斑疹般的症狀。

蟎蟲的確與過敏有關，但是它並不會直接侵入皮膚內部。

蟎蟲含有蟎蛋白質，一旦直接接觸皮膚或經由空氣進入呼吸器官而到達皮膚，就會引起即時型與遲緩型二種過敏反應，導致皮膚發癢及出現濕疹。

蟎蛋白質可溶於汗水及皮脂，進而滲入皮膚的表皮細胞內。

## ◆蟎蟲增多是異位性皮膚炎急劇增多的原因之一

戰後，寄居於家中灰塵及垃圾當中的體垢表皮蟎蟲及粉末表皮蟎蟲等家塵蟎蟲，有急劇增加的趨勢。據統計，家塵蟎蟲占總蟎蟲數的七十～八十％。

以鋪有地毯(※2)的房間爲例，每一平方公尺所含的家塵蟎蟲數，在二千隻以上。

蟎蟲喜歡潮濕、溫暖的環境。

由於房子由以往的木造改爲使用鋼筋水泥，牆壁及室內裝潢也大量採用塑膠等化學纖維物質，使得房屋的密閉性大增，再加上暖氣普及，彈簧床、沙發等適合蟎蟲居住的傢俱增加，因此自一九六〇年代以降，蟎蟲數量便急速增加。

由此可知，豐裕、舒適的現代生活，也正是適合蟎蟲生存的環境。蟎蟲的急劇增加，正是數十年來異位性皮膚炎患者大增的原因之一。

## ◆蟎蟲的屍骸及糞便是引起異位性皮膚炎的主因嗎？

在屋內的空氣中，充滿了蟎蟲屍骸及糞便。由蟎蟲引起的過敏性氣喘，在蟎蟲相當活躍的夏天，症狀並不明顯，反而在初冬時出現惡化的傾向。

這是因爲在大寒將至的初冬，蟎蟲的屍骸大增所致。除了蟎蟲屍骸之外，蟎蟲的糞便也會造成不良的影響。

※1　人類從很久以前就知道，家塵——也就是家中的灰塵、垃圾等，是引起過敏性氣喘的主要原因。而灰塵、垃圾之所以會引起過敏，關鍵就在於寄居其中的蟎蟲。據統計，在一公克垃圾當中，約有二五〇〇隻蟎蟲。

※2　在對鋪有地毯、榻榻米或木板的地板進行的蟎蟲數的調查當中，發現數量以地毯居最高，其次爲榻榻米。如果在榻榻米上加鋪地毯，則蟎蟲數量更是驚人。

# 壓力會導致異位性皮膚炎惡化嗎？

疾病除了會造成肉體的不適之外，對精神也會產生很大的影響，這點用來說明過敏性疾病可說再恰當不過了。例如，有的人對薔薇等花卉會引起過敏性氣喘，但是當他看到人造的薔薇花時，一樣會氣喘發作。

## ◆壓力會對過敏性產生作用

對於異位性皮膚炎而言，過度勞累和精神壓力都會導致症狀惡化。

例如，生產有害化學傳達物質的肥大細胞，在受到由神經分泌的物質刺激之後，會釋放出屬於化學傳達物質之一的組織胺。

發癢其實並非皮膚本身所產生的感覺，而是來自大腦的感應，因此當專心於做某件事時（大腦被其它事情所占據），通常不會感覺到癢的存在。

由此可知，異位性皮膚炎與精神狀態有很密切的關係。

至於精神因素如何影響異位性皮膚炎的症狀，目前仍在研究當中。一旦研究有了進展，或許就可以找出排除發癢的有效方法了。

## ◆成人受精神因素的影響較大

和孩童相比，成人異位性皮膚炎患者的過敏原不太清楚，但受到精神因素的影響較大。目前，異位性皮膚炎以外的過敏性疾病，有急劇增加的趨勢。究其原因，應該與現代化社會壓力大增有關。

當你爲了工作而累得人仰馬翻時，只要堅持「不管再累也要把它完成」的信念，身體自然會產生能量驅使你去完成它。這時所產生的能量，具有自然治癒力。而這一切全拜壓力促使身體反應趨於活潑所賜。

由這點來看，我們不能以偏概全地說壓力只會帶來負面影響。話雖如此，過度疲勞的確會使異位性皮膚炎惡化，因此壓力必須保持在適度的範圍內。

## ◆對孩子抓癢的應對之道

焦躁不安的情緒會加重癢的程度，使症狀更加惡化。當孩子抓癢時，很多媽媽會緊迫盯人似地跟在一旁，不斷地提醒孩子：「不要去抓，不要去碰」，殊不知這樣反而會使孩子變得焦躁。

如果孩子生性外向，有什麼事都會告訴父母，那倒還好；萬一孩子生性内向、不習慣將感情宣洩出來，則情緒可能會變得更加焦躁，連帶地抓癢的意念也會更加强烈。

抓癢會使症狀惡化、變得更癢，結果陷入惡性循環當中。這時，可以藉由心理治療，讓孩子瞭解癢與抓癢之間的關係（※1）。

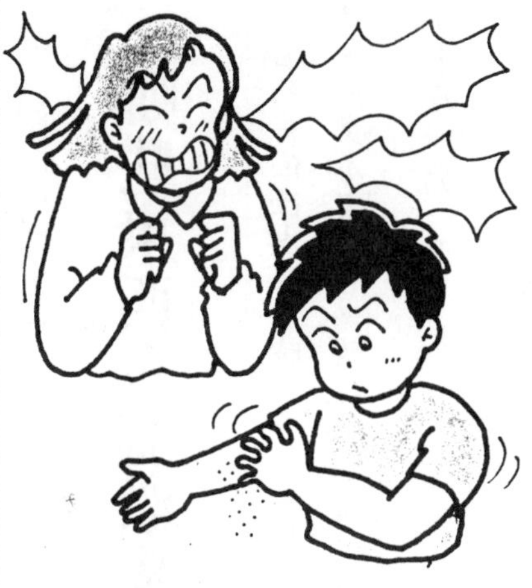

當感覺到壓力時，肥大細胞就會釋放出組織胺，使發癢症狀加劇

※1　當把注意力集中於遊玩時，自然不會感覺到癢的存在。盡情玩耍有助於紓解壓力，使自律神經的功能提高，而且當天晚上也會睡得很熟，不會有癢得睡不著的情形發生。充足的運動除了可紓解壓力之外，還能增進食慾、提高消化器官的功能，減輕異位性皮炎膚的症狀。對小孩子來說，遊戲倒不失爲一個很好的治療法。

異位性皮膚炎的惡化因子

# 哪些東西會刺激皮膚？

罹患異位性皮膚炎時，由於皮膚表面遭到破壞，對健康的人來說不算什麼的刺激，異位性皮膚炎患者卻會導致症狀惡化，因此最好避免接觸會引起發癢或加重發癢的東西。

## ◆汗水及污垢

罹患異位性皮膚炎時，流汗之後會引起發癢。除了汗水會直接滲透皮膚內部造成刺激之外，溶於汗水之中的污垢、灰塵等物質，也會滲透到皮膚內部造成刺激。

## ◆衣服、毛髮等的摩擦

罹患異位性皮膚炎的皮膚非常容易受傷，甚至連一點點物理刺激也無法承受。即使只是輕微摩擦，也會使皮膚細胞受傷、剝落或發癢。因此，對於落在臉部的頭髮及衣服所造成的摩擦，必須多加注意。在衣服方面，內衣、包住手腕、手肘及頸部的衣物，應選擇柔軟的質料，以免對肌膚造成刺激。

以小孩子的情形來説，如果衣服縫線部分造成摩擦而引起濕疹，不妨將衣服反過來穿。當然，最好還是選擇縫線部分較少或没有鈕扣的T恤。

## ◆化學物質

罹患異位性皮膚炎時，由於化學物質很容易通過角質層，因此常常會引起斑疹（接觸性皮膚炎（※1））。

爲了加以預防，對於選擇洗髮精、肥皂、漂白劑、柔軟劑等必須特別注意。另外，異位性皮膚炎患者因接觸中性洗劑而成爲富貴手的比例，比健康的人高出三倍。

## ◆金屬

因接觸金屬飾品而引起接觸性皮膚炎的機率很高，必須注意。那是因爲，金屬溶於汗水之後，很容易滲透到皮膚内部而引起過敏。

有人認爲純金比較安全，但事實上，有些人對純金一樣會過敏。

再者，有些人甚至會對補牙所用的金屬填充材料產生過敏反應，成爲引起異位性皮膚炎的原因。當你遍找不著引起異位性皮膚炎的原因時，不妨檢查一下假牙的材質。

## ◆紫外線

紫外線是否對皮膚造成刺激，往往因人而異。有些人作過日光浴後，異位性皮膚炎的症狀反而好轉，但有些人則轉趨惡化。接觸日光後症狀惡化的人，表示紫外線會對其肌膚形成刺激，最好避免在强烈的陽光下活動。

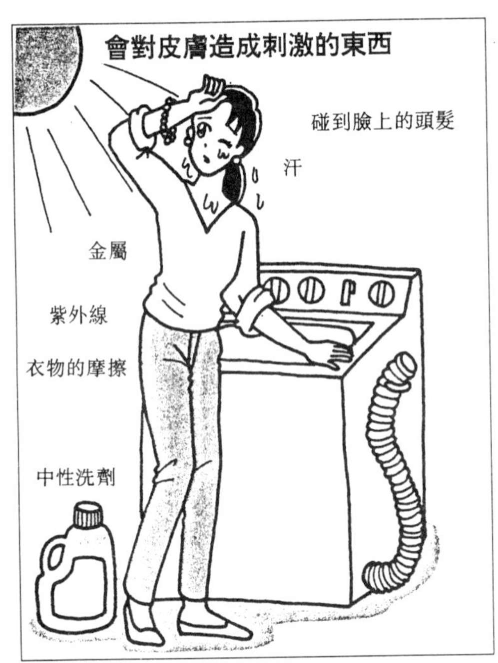


如果患者是孩童的話，適度的日光浴反而有助於減輕皮膚症狀。

※1　接觸性皮膚炎　因接觸過敏原或刺激物而出現在皮膚上的濕疹。會呈現紅斑、浮腫、丘疹、小水疱等，會伴隨著劇癢和疼痛。

# 是否與空氣污染、寵物、黴菌等有關？

夾雜在汽車及工廠所排放的廢氣當中的污染物質，與IgE抗體的增加有關。由於空氣污染嚴重，現代人罹患過敏性疾病的比例相當高。

## ◆空氣污染使得過敏人數增加

空氣污染是不是造成異位性皮膚炎的直接原因，我們不得而知，但可以確定的是，汽車所排放的廢氣(※1)及工廠的排煙，會刺激身體，引起過敏反應。

尤其是窒素氧化物，會由肺粘膜吸收進入人體，使得IgE抗體增加。IgE抗體一旦增加，自然容易引起過敏症狀。

對雞蛋等特定過敏原具有抗體，或者少量攝取不會引起症狀的人，一旦因空氣污染而致IgE抗體增加時，很可能會出現症狀。

近年來過敏性疾病之所以日益增加，與空氣污染有密切的關係。

## ◆寵物也會成為過敏原

近來在室內飼養寵物的家庭有增加的趨勢，而寵物也是造成過敏的原因之一。尤其是，貓的體垢、唾液中含有蛋白質，因此也是過敏原。有些人在抱了貓之後，會出現發癢等症狀，就是因爲這個緣故。

在動物方面，不但毛髮、體垢會成爲過敏原，動物身上的體垢和皮屑，更會使得以此爲食的蟎蟲大量繁殖，進而引起過敏。

## ◆黴菌也是引起異位性皮膚炎的原因之一

空氣中隨時都有黴菌的胞子浮游著。對某些人來說，黴菌也是引起異位性皮膚炎的原因之一。對念珠菌屬、米曲霉等黴菌會產生IgE抗體的患者，可用抑制黴菌的抗真菌劑來治療異位性皮膚炎。

黴菌和蟎蟲一樣，在溫度二十～二五度、濕度七十～八十%的環境下最容易繁殖。至於最容易繁殖的時期，則是在溫度、濕度都很高的七月梅雨季節，以及門窗緊閉、開著暖氣的二～四月。

在家庭裡，濕度及溫度較高的浴室、廚房、倉庫等處，較容易孳生黴菌。此外，地毯

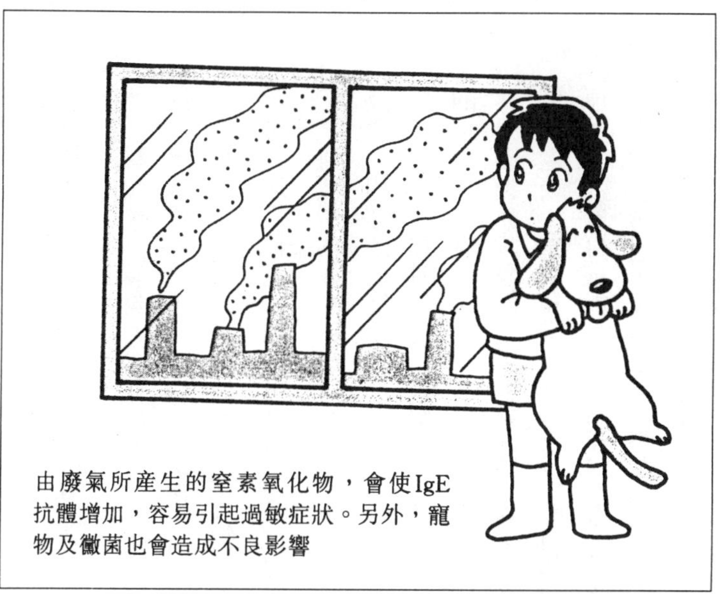

由廢氣所產生的窒素氧化物，會使IgE抗體增加，容易引起過敏症狀。另外，寵物及黴菌也會造成不良影響

也很適合黴菌繁殖。

防止黴菌孳生的必要條件，就是必須通風良好、溫度及濕度要低。尤其是，浴室的濕氣會擴散到家中各處，因此洗完澡後，別忘了打開窗户透透氣。

※1 根據報告，在罹患花粉症的患者當中，所住地區汽車通行比例較高者占十一％，汽車通行比例不高者僅占五％。

## 過敏原為何會從食物轉為蟎蟲呢？

異位性皮膚炎大多在出生後一年內發症，在這個時期，過敏原以雞蛋、牛奶等食物居多。由於幼兒的腸管尚未發育完全，吃了抗原性高的食物卻無法完全消化，於是抗原性便進入血液，產生IgE抗體。

血液中的IgE抗體碰到肥大細胞後，過敏原會產生反應，引起過敏症狀。嬰兒的皮膚具有許多肥大細胞，所以皮膚往往是首先出現發炎症狀，亦即異位性皮膚炎的地方。

發炎症狀會使皮膚表面遭到破壞，蟎蟲抗原易於入侵。之後，食物和蟎蟲都成爲可能引起發炎症狀的過敏原。等到腸胃機能隨著成長而發育完全之後，抗原會直接由腸管被血液吸收，使得食物過敏的現象減少。這時，由蟎蟲引起過敏的比例就提高了。

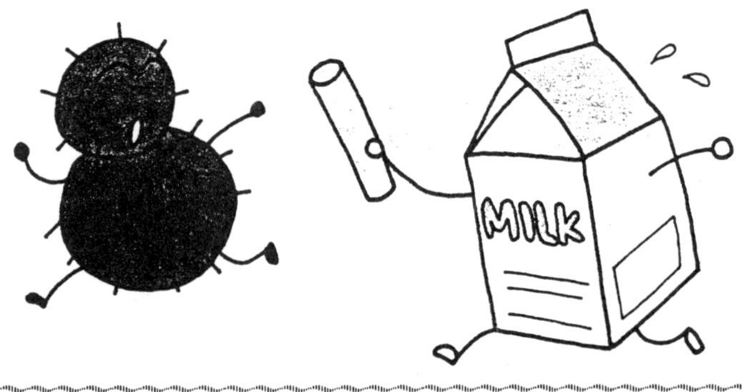

# 治療篇

# 異位性皮膚炎的治療

# 為何異位性皮膚炎不容易治療？

一般而言，異位性皮膚炎眞是非常難以治癒的疾病。由於發症構造至今仍未解明、發症原因及導致惡化的因子又相當複雜，因此必須針對各人的狀況採取不同的治療方法。在正常的情況下，病情會隨著成長而告痊癒。在這之前，保有正確的心態才是最重要的。

## ◆多半在不知不覺中痊癒了

異位性皮膚炎患者當中，有一半以上會在上小學之前痊癒。其餘的人，在到了青春期或成年期後，多半在不知不覺中便痊癒了。因此，認爲一旦罹患異位性皮膚炎便終身無法擺脫的想法，無疑是太過悲觀了。

儘管異位性皮膚炎的情況時好時壞，時間又拖得很長，但隨著年齡增長、身體逐漸變强壯，皮膚自然也愈來愈健康了。這時，皮脂分泌轉趨旺盛而形成一種防禦作用，是以症狀會在不知不覺中痊癒。換句話說，人體本身對於異位性皮膚炎是具有自然治癒力的。

不過，對天生就是屬於異位性因素（※1）較强體質的人來說，異位性皮膚炎的確是非常難以治癒的疾病。

## ◆沒有統一的治療方法

異位性皮膚炎難治的原因之一，在於無法用統一的方式來治療每一個病人。

引起異位性皮膚炎的原因因人而異。況且，即使是同一名患者，情況也有所不同，例如嬰兒時期食物也許是主要原因，但過了二歲（※2）以後，可能蟎蟲才是主要原因。再者，其它各種原因或多或少也會對症狀造成影響。

正因爲致病的原因不一，無法採取統一的治療方式，所以異位性皮膚炎才會難以治癒。

但是，我們也不要因爲沒有決定性的治療方法，就認爲它是非常可怕的疾病。正如先前所言，每一個人對於異位性皮膚炎都具有自然治癒力。換言之，治療主要還是要藉助患者本身的自然治癒力。

## ◆改善日常生活

對於異位性皮膚炎，有很多人是透過日常生活的改善，例如，改善飲食及居住環境、加强皮膚清潔及保濕等而得以痊癒。這些事看似簡單，但做起來卻不是那麼容易。正因爲異位性皮膚炎不是那種只要吃藥就可以痊癒的病，所以才給人一種非常棘手的感覺。

至於清潔打掃、保持身體的清潔、均衡的飲食等，其實是擁有健康生活的基本條件。這對自己、家人的健康及孩子的教育，都是非常重要的一環。對教導孩子健康的重要性而言，這倒不失爲一個很好的機會教育。

異位性皮膚炎症狀改善之後仍然可能復發，因此必須持續保持清潔的環境。但也不必太過神經質，否則長此以往，反而會形成壓力，而壓力正是促使異位性皮膚炎惡化的要因之一。另外，母親的焦躁不安會傳染給孩子，必須特別注意。

只要在可能的範圍內儘量保持「環境清潔」，也就夠了。再者，保持心境平和也是治療異位性皮膚炎的重要關鍵。

## ◆症狀改善之後應保持同一狀態

在異位性皮膚炎獲得改善之後，應設法保持相同狀態。也就是說，不管是否出現症狀，都要持續使皮膚、飲食及生活環境都保持最佳狀態。一旦症狀有很長一段時間不曾出現，皮膚自然就會逐漸產生抵抗力。

不過，異位性因素較强的人，即使症狀已經痊癒，皮膚還是比一般人來得敏感。

因此，對化妝品、洗髮精及清潔劑等，都必須特別注意。

## ◆治療時要遵照醫生的指示

疾病無法痊癒的原因之一，就是由於對藥物的使用方式太過漫不經心。在異位性皮膚炎的治療上，塗抹藥物占有很重要的地位。問題是，有些人對於內服藥會完全遵照醫囑，但對塗抹藥卻表現得漫不經心，不是忘了就是沒有按時塗抹。在此要提醒各位的是，直接擦在皮膚上的外用藥，效果並不亞於內服藥。

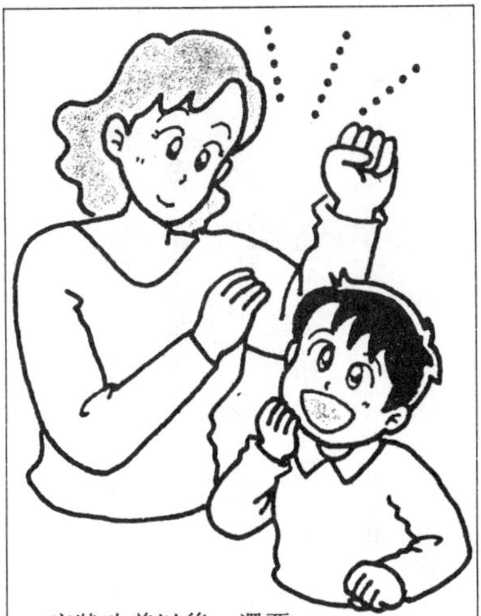

症狀改善以後，還要努力維持此一狀態

有些人因爲擔心類固醇劑的副作用，於是自行中止或減量使用。在這種情況下，異位性皮膚炎非但無法痊癒，甚至還可能惡化或陷入膠著狀態。

只要按照醫師的指示，使用類固醇劑未必就會引起副作用。如果不使用類固醇劑，要治療異位性皮膚炎可說相當困難。

除了按照醫師的指示使用類固醇劑等外用藥及內服藥之外，在症狀改善之後，千萬不可任意停止用藥，以免舊症復發。

※1　如果家族當中有人罹患異位性疾病，是屬於遺傳因素的話，多半較難治癒。

※2　過了二歲以後，對蟎蟲抗原的IgE抗體會增加。導致蕁麻疹、氣喘等異位性疾病的原因，爲IgE抗體，至於異位性皮膚炎本質上的原因是否即爲IgE抗體，目前仍不得而知。就算IgE抗體爲原因所在，有關它引起異位性皮膚炎的構造，至今仍無法做有系統的說明。

在這種情況下，我們不能肯定地說蟎蟲使得IgE抗體增加就是引起異位性皮膚炎的直接原因。不過，經由許多患者的經驗證明，一旦居住環境裡的蟎蟲數量減少，病情便可逐漸好轉。從這點來看，蟎蟲對於異位性皮膚炎確實有很大的影響。

# 治療的基本

異位性皮膚炎的治療重點，首先在於抑制發癢症狀。在發癢症狀控制住以後，接著是透過皮膚護理使皮膚保持良好狀態，同時找出原因及惡化因子並加以去除。

## ◆抑制發癢症狀

抑制症狀是治療的第一步。異位性皮膚炎最令人感到不舒服的地方，就是「發癢」。由於奇癢難當，很多人會忍不住用手去抓，而異位性皮膚炎的皮膚又格外脆弱，一抓(※1)就會傷及皮膚組織，使得症狀惡化。

外用藥(塗抹藥)當中，最具效果的是類固醇劑(副腎皮質荷爾蒙劑)。

許多報章雜誌都把類固醇劑當成副作用的代名詞，以致人們一聽到類固醇劑，首先就會產生拒絕反應。事實上，只要確實遵照醫師的指示使用，根本不必擔心副作用的問題。

更何況，當症狀嚴重時，不使用類固醇劑(※2)是很難治好的。

爲了抑制發癢，也可以服用抗組織胺劑、抗過敏劑等內服藥。由於副作用很小，因此在專科醫生的指導下，連小孩子也可安心使用。

類固醇類只要使用幾天，就可以將症狀控制住，但此時皮膚會變得非常乾燥，故必須注意保濕。一旦症狀改善，就必須藉由皮膚護理(※3)使皮膚持續保持良好狀態。

## ◆斷食療法

如果你很確定何種食物會引起過敏反應，就可以進行斷食療法。

所謂斷食療法，就是在一定時間內避免攝取會引起過敏的食物，藉此培養對該種食物抵抗力的方法。一旦有了抵抗力，即使吃了該種食物，也不會引起症狀。

在考慮斷食時，應該參考患者的症狀、年齡及相關程度，決定是要完全斷絕攝取與該食品有關的一切，抑或可以少量攝取加工食品或經過加熱的食品。

斷食療法以三歲左右的孩童爲主要對象。一旦超過這個年齡，由於蟎蟲抗原(※4)已經取代食物成爲過敏主因，因此實行斷食療法並不具有太大的意義。

如果你吃了某些食物以後，症狀會轉趨惡化，最好趕快找醫生談談，以便儘早找出原因。千萬不可因爲懷疑某種食物可能是導致過敏的元凶，就自行決定斷食，否則可能會引起發育障礙及營養失調等後遺症。

尤其是小孩子，通常被大人限制的，都是他們最喜歡吃的，有時則是因爲被限制而覺得特別想吃。對小孩子而言，想吃而不能吃實在是非常可憐的事。

## ◆環境整理

蟎蟲和黴菌既是引起異位性皮膚炎的原因，也是導致惡化的因子之一。

治療時最重要的是，保持室內通風良好、避免濕氣、減少灰塵，藉此抑制黴菌、蟎蟲的繁殖。

※1　對健康的人來說，癢時抓癢是唯一的辦法，但是異位性皮膚炎患者卻無法如此率性而爲。否則一旦抓傷皮膚，那就更難治癒了。因爲，抓傷處很容易被細菌、病毒侵入，引起膿疱症等皮膚感染症，甚至擴及全身。

※2　最有效的是類固醇劑，有時也可以使用非類固醇系抗炎劑。

※3　保濕劑有凡士林、尿素軟膏、氧化鋅軟膏等，應選擇適合自己的產品使用。

※4　嬰兒時期對蟎蟲抗原未出現陽性反應，但過了一歲後卻出現抗體的孩子，有日益增加的傾向。如果能在早期採取防蟎對策，日後自然不會有異位性皮膚炎惡化或發展成進行性過敏等困擾。

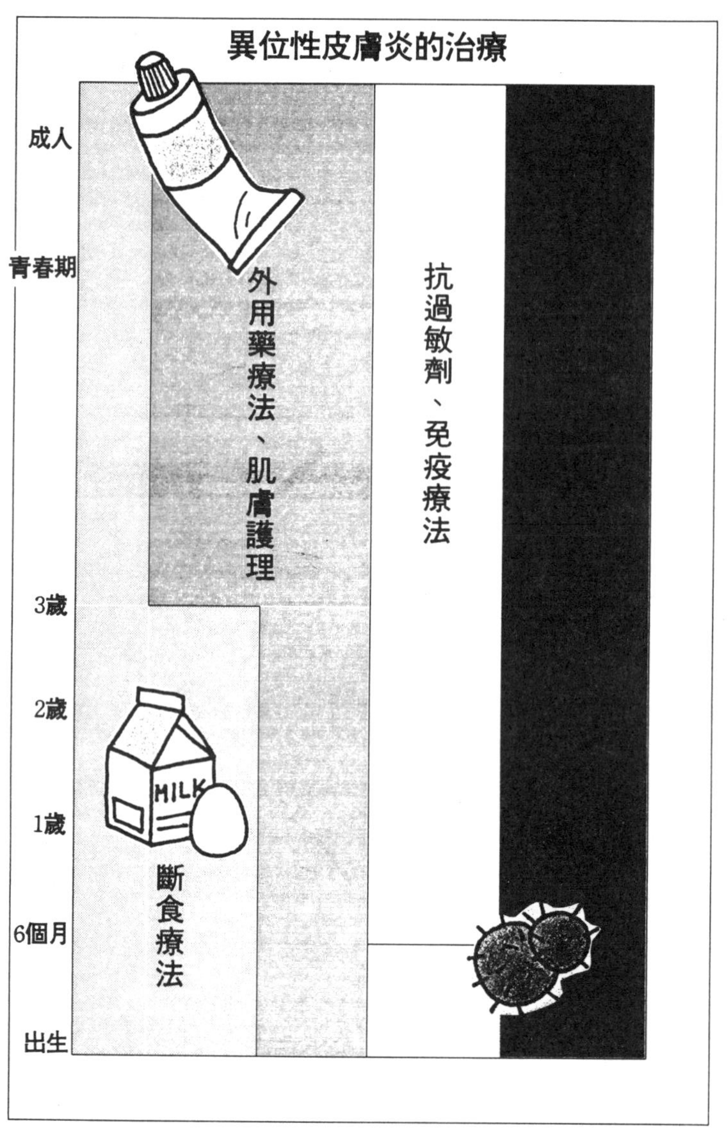
異位性皮膚炎的治療
成人
青春期
3歲
2歲
1歲
6個月
出生
外用藥療法、肌膚護理
抗過敏劑、免疫療法
MILK
斷食療法

# 類固醇劑是什麼樣的藥物呢？

類固醇劑對濕疹、皮膚炎的發炎症狀、發癢、腫脹等具有強大的效果。而在效果強大的同時，它也具有許多副作用。不過，只要遵照醫師的指示，在短時間內少量使用以改善症狀，就不必擔心副作用的問題。

## ◆類固醇劑具有抑制發炎症狀的效果

類固醇劑又稱爲副腎皮質荷爾蒙劑(※1)，對各種皮膚疾病均能展現優異的抗炎症作用。

日本於一九五三年開始使用類固醇劑。由於對頑強的濕疹具有良好效果，之後便廣泛地應用於各種濕疹的治療上。

## ◆類固醇劑也有強弱之分

一般所使用的類固醇劑有強弱之分，從最強到最弱共分爲五級。有關所用藥劑的強弱，應視皮膚症狀、年齡及皮膚部位而定。

至於什麼樣的情形要給與什麼藥劑，應該由醫生來判斷。

如果患者是小孩子，通常使用中度以下的藥劑。至於大人，如果患部是在臉部、頸部，也不可使用過强的藥劑。

大致說來，藥劑愈强副作用愈大，而成人在某些情況下，確實有必要使用最强的藥劑。不過，只要使用得當，通常不會產生副作用。

## ◆不可長期使用

類固醇劑的副作用，通常是由於使用方法錯誤所引起。

原則上，最好不要持續使用超過二週。在這期間，使用類固醇劑通常可以減輕症狀，之後則改用較弱的藥劑。

有些人因爲不想長期使用，於是擦二～三天，症狀稍微改善後便停止使用，一個禮拜後症狀再度出現時，又擦個二～三天便告停止；其實，這種方式和連續使用並沒有兩樣。

長此以往的結果，會對類固醇劑產生依賴性，反而容易引起副作用。一旦病情陷入循環狀態，務必要找醫生商量，謀求更好的對策。

## ◆吸收力強的皮膚不可使用強性藥劑

前面說過，小孩子不可使用中度以上的類固醇劑。小孩子的皮膚和大人不同，角質層較為薄弱，對類固醇劑的吸收能力較強，因此較容易產生副作用。如果是手腳等被蚊子咬的疱疱，擦點藥性較強的類固醇劑倒是無所謂。

即使是大人，也不可在臉部塗抹藥性過強的類固醇劑。皮膚依部位不同，皮脂腺數量、角質層厚度也不盡相同，當然各部位對類固醇劑的吸收能力也有所差異(※2)。其中以臉部皮膚的吸收力最強，故不可使用藥效過強的類固醇劑。

如果濕疹出現在不同部位，則必須使用不同種類的類固醇劑。這時必須注意的是，千萬不要擦錯地方。萬一在臉上塗抹較強的藥劑，很可能會引起副作用。反之，若是在皮膚吸收力較弱的部位塗抹弱性藥劑，則根本無法發揮效果。

## ◆副作用的症狀有哪些？

關於類固醇的副作用，如果是內服藥，有可能會出現全身性的皮膚症狀；但如果是塗

### 類固醇的副作用

- 類固醇劑會抑制表皮細胞的增殖，使皮膚萎縮，變薄。
- 毛細血管變弱、容易破皮或出現紫斑。
- 毛細血管擴張，使得臉上的血管清晰可見。長時間在臉部塗抹類固醇劑時，會產生灼熱、刺痛感及臉色發紅，同時還會冒出蓄膿的痘子。
- 由於荷爾蒙的作用，會長出青春痘，毛孔也會變深。
- 類固醇劑會降低免疫力，故容易引起各種皮膚感染症。

抹藥，由於不是塗抹於全身，故只會出現局部症狀。

出現於皮膚的副作用，如上表所示。除了表中所列的以外，還有其它各種症狀，而且多半很難與異位性皮膚炎的症狀加以區別。當你懷疑某些症狀可能是由於類固醇劑的副作用所引起時，最好立刻和醫生商量。

不過，如果你使用類固醇劑只有短短數天的話，大可不必擔心症狀是由副作用所引起的。因爲，唯有大量且長期使用，才會引起副作用。

## ◆反彈現象

和吃大麻的人戒毒一樣，在長時間大量使用類固醇劑以後，一旦中止使用，濕疹往往會變得更難抑制，這就是所謂的反彈現象。有關中止用藥的時機，必須遵照醫師的指示。

一般而言，只要確實遵照醫師的指示用藥，應該不會引起反彈現象。至於反彈現象，通常是在自行到藥房購買類固醇劑塗抹的情況下引起。爲了預防這種情形，使用市售成藥時，一定要先和醫生商量。

※1　副腎是指位於左右兩側腎臟上方的器官。這個重約五公克的小器官，會分泌近五十種人類維持生命所必需的荷爾蒙到血液中。

※2　美國研究人員曾針對皮質醇等類固醇劑進行實驗，結果發現，如果前腕的吸收率爲一，則額頭的吸收率爲六·五、下巴爲十三，而吸收率最大的是陰囊，達四十二。

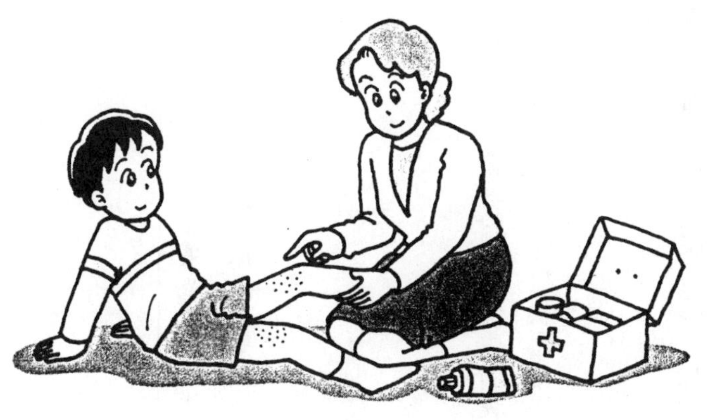

抑制症狀

# 類固醇劑的高明使用法

塗抹類固醇劑時，應以不傷皮膚爲原則，薄薄地塗在皮膚上。另外，如果必須同時塗抹強弱不同的藥劑，最好先擦藥性較弱者。至於皮膚較弱的部位，則應避免塗抹強性藥劑。

## ◆在清潔的皮膚上塗抹薄薄的一層為基本原則

塗抹類固醇劑時，必須注意以下幾點：

**①不可用力摩擦肌膚**

有些人認爲，擦藥時要用力摩擦才容易吸收，但這個方式並不適用於異位性皮膚炎。異位性皮膚炎的皮膚相當脆弱，一點點刺激或摩擦就會傷及皮膚，使症狀惡化。因此，塗抹時只需用中指及食指指腹輕輕塗抹即可。

**②患部必須先清潔過**

患部髒污或仍留有上次所擦藥物的殘渣時，必須先徹底洗淨（可使用肥皂）。如果打算在洗完澡後塗抹，則洗澡時可用肥皂將先前附著在皮膚上的類固醇劑充分洗淨。

**③只塗抹在出現症狀的患部**

尤其是使用作用較强的藥劑時，只需塗抹出現濕疹的部位即可，注意不要接觸到健康的皮膚。

**④不要弄錯塗抹部位**

如果身體各個部位需要塗抹不同的藥物，切記千萬不要弄錯。尤其是臉部皮膚，由於吸收力較强，一旦塗抹强力藥物，可能會引起副作用。

**⑤先擦藥性較弱的藥再擦藥性較強的藥**

皮膚由薄到厚依序爲臉、胸、背部、手腳。塗藥時，應按照這個順序由藥性較弱的藥開始擦起。有些人因爲貪圖方便，喜歡在洗完澡後，在浴室內先擦好身體部分，等穿好衣服後再擦臉部。這麼做的缺點是，先前沾在指頭上的强性藥物，可能會沾到臉上。

**⑥每次換擦另一種藥物，都必須將先前殘留在指尖的藥物清理乾淨**

爲求方便，可以在手指頭裹上保鮮膜，每擦一種藥物就換一層保鮮膜。

只要能夠確實遵照以上各個要點，通常都能收到很好的效果。

有些人促進藥物的吸收，想出用保鮮膜密封住患部的方法。殊不知密封會引起流汗，而汗水會使患部惡化或造成細菌感染。此外，產生副作用的機率也會提高。如果是經常要碰水的部位，可將類固醇劑塗抹在紗布上，然後貼(※1)在患部，最晚各換一次。

## ◆症狀改善後需減少塗抹次數

有關塗抹次數，最好先和醫生商量後再決定。治療剛開始時，一天塗抹三次較具效果。待症狀改善後，可減爲一天二次，之後即視情況逐漸遞減爲一天一次、二天一次……。但實際的情形是，很多人都無法確實遵守塗抹的次數。

另外，洗澡時藥物會被水沖掉，故洗後必須重新塗抹一遍。

## ◆軟膏與乳霜的不同

類固醇劑可分軟膏、乳霜及液體三種型態。三者依類固醇劑溶解於何種基劑(※2)而有所不同。一般以軟膏及乳霜狀較爲普遍。

軟膏油分較多，容易給人濕黏的感覺；相較之下，乳霜則清爽多了。軟膏的刺激性較小，適用於各種濕疹。當患部變得黏濕、糜爛時，乳霜太過於刺激，故最好使用軟膏。

原則上，軟膏在各種情況下都可安心使用，其缺點是夏天使用起來會有黏濕的感覺。

乳霜狀類固醇劑比較清爽，使用起來感覺較好，其缺點是刺激性較强，以及在氣候乾燥的冬天，保濕效果較差。附帶一提，乳霜所使用的基劑，是水、油溶合的乳化劑。

至於液體狀及噴霧狀類固醇劑，主要使用於頭皮等長有毛髮的部位。其優點是可在短時間內應用於廣大的範圍，但因刺激性强，使用於抓傷及糜爛的部位時，會有導致症狀惡化之虞。如果患者是小孩子，最好選擇軟膏狀類固醇劑。

## ◆有些皮膚感染症不可使用類固醇劑

類固醇劑對於過敏性發炎症狀具有效果，但是對於膿疱症等由細菌或病毒所引起的發炎症狀，則具有反效果。類固醇劑會降低免疫力，相對地使得病毒、細菌的威力增加，因此當出現感染症時，一定要先治好以後再使用類固醇劑。

市面上所販賣的類固醇劑，藥性强度在中度到弱性之間，有效成分只有醫藥品的四分之一。有些人認爲這樣反而安全，於是放心地長期使用，殊不知這樣不但會增加治療上的困難，還可能導致症情惡化，引起副作用。

另外，也不可以因爲現在的症狀和以前類似，就拿出以前或其他人的藥物來使用。根據自己的判斷而使用類固醇劑，是非常危險的作法。

※1　直接貼上絆創膏會對肌膚造成刺激，故最好在患部敷上紗布。

※2　軟膏的基劑爲油脂，乳霜的基劑則爲水和油脂。軟膏主要是將油脂覆蓋在皮膚表面，乳霜因爲容易滲透到皮膚裡面，故藥效較强。

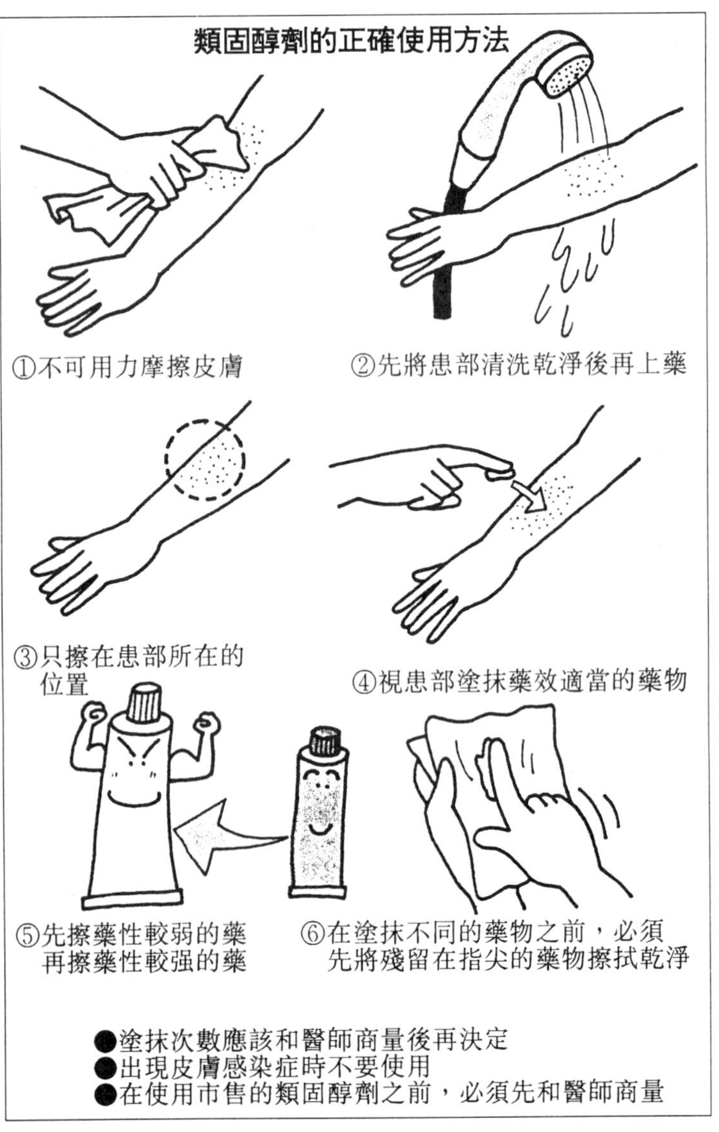
類固醇劑的正確使用方法
①不可用力摩擦皮膚
②先將患部清洗乾淨後再上藥
③只擦在患部所在的位置
④視患部塗抹藥效適當的藥物
⑤先擦藥性較弱的藥再擦藥性較強的藥
⑥在塗抹不同的藥物之前，必須先將殘留在指尖的藥物擦拭乾淨
●塗抹次數應該和醫師商量後再決定
●出現皮膚感染症時不要使用
●在使用市售的類固醇劑之前，必須先和醫師商量

# 除了類固醇劑之外還有其它塗抹藥物嗎？

在類固醇劑使症狀減輕後，可以改用其它非類固醇系抗炎劑。對於乾燥且粗糙的皮膚，則可以使用保濕劑，以免形成濕疹。

## ◆非類固醇系抗炎劑適用於症狀較輕的患部

除了類固醇劑以外，也可以使用非類固醇系抗炎劑來抑制發炎症狀。與類固醇劑相比，後者的藥效較差，適合於症狀較輕時使用。

即使是難纏的濕疹，也可以利用類固醇劑將其治癒。在這之後，則必須使用非類固醇系抗炎劑，使症狀保持穩定，以防濕疹復發。

有些人因爲擔心類固醇的副作用，於是堅持使用非類固醇系抗炎劑來治療；問題是，當症狀嚴重時，非類固醇系藥劑根本起不了作用。一旦發炎症狀無法抑制，病情就會轉趨惡化。比較妥當的做法是，在短時間內使用類固醇劑使症狀減輕，然後再使用非類固醇系抗炎劑。

非類固醇系抗炎劑的副作用，是出現斑疹（過敏性接觸皮膚炎）及輕微的刺激症狀。

## ◆不可誤用整形外科用的抗炎劑

市面上所販賣的抗炎劑，多半是用於減輕由肌肉疼痛所引發的發炎症狀。使用於整形外科的抗炎劑，千萬不可與異位性皮膚炎用的抗炎劑混爲一談。由於會刺激皮膚，故最好避免使用。

異位性皮膚炎對刺激抵抗力較弱，因此用來抑制被蚊蟲咬傷所引起的發癢的藥物並不適用。至於含有利多卡因等麻醉藥成分，使感覺癢的交感神經麻痺的藥物，由於刺激性較小，不會刺激皮膚，因此可用來止癢（※1）。

## ◆預防濕疹的保濕劑

異位性皮膚炎在症狀消失之後，肌膚並不會立即恢復光滑。相反地，變得粗糙、乾燥的肌膚，由於防禦功能較弱，很容易就會引起濕疹。

爲了使肌膚保持良好狀態，在濕疹好了之後，要很有耐心地持續塗抹保濕劑。

濕疹好了之後，往往會因爲疏於注意而復發，於是必須使用類固醇劑加以治療，好了之後自然也就放鬆警戒，以致症狀又再度發作……惡性循環的結果，很可能會使你陷入不得不長期使用類固醇劑的危險狀態。

因此，對異位性皮膚炎患者而言，除了改善皮膚狀態之外，使皮膚「保持（※2）」在那個狀態也很重要。

保濕劑通常是使用尿素軟膏。尿素有助於增加角質層的水分，將角質化的皮膚溶解，改善皮膚乾燥的狀態。

此外，還具有提高皮膚對類固醇劑吸收能力的效果。

※1　罹患異位性皮膚炎時，外用藥反而沒什麼效果。另外，如果出現紅疹的話，擦藥之前一定要先和醫師商量。

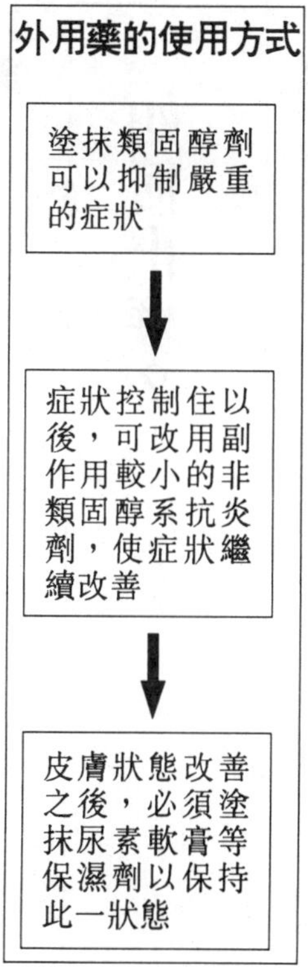

※2　皮膚狀態雖然改善了，但只要再碰上一點點刺激，就很容易復發。

**外用藥的使用方式**

塗抹類固醇劑可以抑制嚴重的症狀

↓

症狀控制住以後，可改用副作用較小的非類固醇系抗炎劑，使症狀繼續改善

↓

皮膚狀態改善之後，必須塗抹尿素軟膏等保濕劑以保持此一狀態

止癢

# 如何止癢？

異位性皮膚炎最令人難受的部分，就是「發癢」。發癢→抓癢→症狀惡化→更癢→抓癢，一旦陷入惡性循環當中，症狀將會更加惡化。所以在異位性皮膚炎的治療上，止癢是最重要的。止癢一般可服用抗組織胺劑及抗過敏劑。

## ◆內服藥對止癢頗具效果

對抑制異位性皮膚炎所引起的發癢而言，內服藥具有功效。常用的內服藥包括抗組織胺劑及抗過敏劑。

發癢是過敏反應的結果，亦即由肥大細胞所釋放出來的組織胺等化學傳達物質所引起。內服藥具有抑制化學傳達物質的作用，可以使化學傳達物質不再釋放出來。

抗組織胺劑一如其名，是能夠抑制化學傳達物質之一的組織胺的藥物。

至於抗過敏劑，則是在過敏反應發生時，對於組織胺等化學傳達物質發揮抑制作用的藥物。服用這種藥物後，即使有過敏原侵入體內引起過敏反應，也不會顯現症狀。

## ◆抗組織胺劑

抗組織胺劑的特徵，就是效果卓著。服用後二十～三十分鐘之內，就會顯現效果。異位性皮膚炎多半是在睡覺時感覺特別癢，但只要在睡前服用抗組織胺劑，即可加以抑制。最近已有效果可持續十二～二十四小時的長效性藥物(※1)問世，一天只需服用一～二次即可。由於藥物種類繁多，爲了安全起見，使用時一定要遵照醫生的指示。

抗組織胺劑算是比較安全的藥物，即使長期服用，也不會有特別的副作用。不過，也有部分使用者表示在服用之後，會出現渴睡、集中力減退、倦怠感等症狀。副作用的強弱因人而異，因此，在從事危險的工作或開車之前，最好不要服用。

**止癢的內服藥**

**抗組織胺劑**
- 抑制組織胺的作用
- 具有即效性
- 會出現想睡等副作用

**抗過敏劑**
- 使引起過敏反應的化學傳達物質不釋放出來
- 減弱過敏體質具有抗組織胺的作用

近來有些抗組織胺劑服用後不會對中樞神經造成影響，如此一來便解決了副作用的問題。如果你因劇癢而無法成眠，不妨服用具有催眠作用的抗組織胺劑。

而許多症例也顯示，其中所含的鎮靜作用，可以使焦躁的情緒獲得舒緩。

## ◆抗過敏劑

抗過敏劑(※2)除了能抑制發癢之外，也有助於減弱過敏體質(※3)。效果因人而異，對甲有效的抗過敏劑，對乙卻不見得有效。但不管使用那一種抗過敏劑，都必須確實遵照醫師的指示。

抗過敏劑的作用，不像抗組織胺劑那麼明顯，有些甚至要數週～數個月才能看到效果，所以必須很有耐心地持續服用。

和抗組織胺劑一樣，抗過敏劑也會引起渴睡等副作用。

※1　藥物會慢慢在血液內溶解，使效果得以長時間持續，稱爲長效性藥劑。

※2　最早的抗過敏劑，是於一九六七年在英國成功開發出來的去氧核糖核酸鈉（商品名稱爲『英塔爾』）。在這之後，又陸續開發出許多不同的藥物。

※3　減弱過敏體質的方法之一，就是實行「減感作療法」。亦即定期注射少量蟎蟲過敏原於過敏患者身上，藉此培養對抗原的抵抗力。異位性皮膚炎的症狀構造與過敏不同，因此較難進行「減感作療法」。

# 日常生活中的止癢對策

發癢的強弱不一，有的人是在流汗之後發癢，有的則是在躁熱時發癢。可針對引起發癢的原因(※1)，設法減少發作的機會。

## ◆洗澡水應保持在不致引起感冒的低溫

罹患異位性皮膚炎時，在浴室、開有暖氣的房內或棉被裡，往往特別容易發癢。

尤其是小孩子，很多媽媽因爲擔心孩子感冒，於是不僅洗澡水的溫度較高、暖氣開得特別强，甚至還幫孩子穿上很多衣服、讓他蓋著電毯睡覺。殊不知對罹患異位性皮膚炎的孩子來說，這麼做反而有害。因爲，高溫會引起發癢，迫使孩子忍不住用手去抓。

爲了防止發癢，在不引起感冒的原則下，洗澡水的溫度愈低愈好。

另外，小孩子的體溫比大人高，因此，最好不要像大人一樣長時間浸泡在澡盆內。發癢時，可以用冷開水加以塗抹。

沐浴過後，最好讓身體稍微涼一下再穿衣服。至於洗澡時間，最好是在傍晚時分。除了洗去汗水和污垢以免刺激皮膚之外，在鑽進被窩之前，務必先讓身體冷卻一下，如此即可防止發癢。

暖氣開得太强、衣服穿得太多，都是導致發癢加劇的原因。

## ◆身體必須保持清潔

異位性皮膚炎患者的皮膚，對刺激的抵抗力較弱，一點點髒污就足以引起發癢。而殘留在嘴角的食物、淚水等，都會對皮膚造成刺激。

因此，必須特別注意會對皮膚造成刺激的髒東西，但也不可過度清洗、擦拭，否則會使皮脂脱落或刺傷皮膚，導致症狀惡化。爲免皮膚受傷，可用濕紗布輕輕擦拭，然後塗抹凡士林以補充保濕成分。

對小孩子來説，沙和泥巴也會造成刺激，爲免引起症狀，最好不要讓孩子去玩沙和泥巴。

## ◆衣物的摩擦也是大敵之一

談到刺激，一般人都會連想到污垢及化學物質方面，事實上對異位性皮膚炎來説，

「摩擦」等機械性刺激，也是導致病情惡化的主因之一。

由於衣服直接接觸皮膚，因此會對手腕、頸部等處造成摩擦的衣物，必須特別注意質料及設計。例如，硬梆梆的牛仔褲、漿過的襯衫領子及被單等，都會造成刺激。

特別需要注意的是腋下。腋下的皮膚柔軟、容易堆積汗漬，再加上正好位於衣袖的縫線部分，所以一定要選擇質料柔軟的內衣。爲免縫線部分摩擦皮膚，有時甚至可以將衣服反過來穿。

臉部的濕疹，有時會因接觸頭髮而告惡化。因此，當臉上也有濕疹時，必須特別注意髮型。長髮固然飄逸，但卻具有夏天容易出汗及容易摩擦皮膚等缺點。

## ◆避免以擦拭方式去除汗水

罹患異位性皮膚炎時，甚至連自己身上的汗水和體垢也會造成刺激。

一般健康的皮膚，流汗後只要把汗水擦掉即可。

至於異位性皮膚炎患者，最好先淋個浴再抹乾；如果實在無法做到，也要用紗布等質料柔軟的毛巾，輕輕將汗水按拭掉。

內衣方面，有鑑於晚上睡覺時可能會流很多汗，早上起床後最好換上新的。

◆**避免攝取辛辣食品或酒精**

很多成人在吃了辛辣食品或喝了酒之後，皮膚會出現發癢的反應。的確，酒精及辛辣食品會增强癢的程度，應儘量避免攝取。至於其它與發癢沒有直接關係的食品，則不必加以限制。

大量攝取酒精及辛辣食品時，會破壞身體平衡，促使皮膚炎惡化。

◆**睡覺抓癢該怎麼辦呢？**

睡眠當中，尤其是在淺眠狀態時，特別容易發癢。以孩童爲例，往往在不知不覺中抓得全身是傷，以致皮膚炎症狀惡化。

爲了避免上述情形，有些父母會將孩子的手固定住，或把孩子的手放在紙筒內等。只是，在想抓卻又抓不著癢處情況下，反而會增加孩子的不安和壓力，結果一樣會導致皮膚炎惡化。

能夠用手去抓卻又不會傷及皮膚的最好方法，就是把指甲剪掉或睡覺時戴手套。可能的話，手套(※2)應儘量選擇不傷皮膚、吸汗力强的純棉質料。

## ◆讓孩子到戶外玩耍是最好的治療方法

讓孩子適度地玩耍(※3)、運動，自律神經的功能較爲健全，如此一來較不容易感覺到身體的發癢。另外，飢餓會促進食慾，相對地消化機能也會提高。這時即使有過敏原入侵，也不會產生症狀。

大人也一樣，當心裡想著快樂的事情時，往往全忘了身上的癢。因此，讓孩子快樂、將注意力集中於某件事情上，乃是抑制發癢的對策之一。

※1　肥大細胞遭到破壞釋放出組織胺後，就會引起發癢症狀。罹患異位性皮膚炎時，在肥大細胞四周有許多IgE抗體，很容易遭到破壞。這時，即使受到過敏反應以外的一點刺激，也會受到破壞而釋放出組織胺。換言之，除了接觸過敏原以外，還有很多因素會使異位性皮膚炎患者出現發癢症狀。

※2　夏天容易流汗，故最好不要戴手套。

※3　接觸陽光會使皮膚變得健康，使人因疲倦而容易入睡，因此，在睡眠當中比較不會用手抓癢。

## 出現下列情形時會引起發癢

**●身體產生灼熱感時**

對策
- 洗澡水不可太燙
- 洗完澡後等身上的熱氣先散發掉再穿上衣服
- 待身體冷卻後再進入被窩
- 暖氣不要開得太強
- 不要穿太多衣服

**●汗水或髒東西附著在皮膚上時**

對策
- 汗水或食物殘渣附著在皮膚上時，可用紗布以輕拍方式將其去除，千萬不可用力摩擦
- 出汗後要立即更換內衣

**●皮膚受到摩擦時**

對策
- 衣服以質料柔軟者為佳，應儘量避免會對皮膚造成摩擦的衣物
- 頭髮不要蓋到臉上

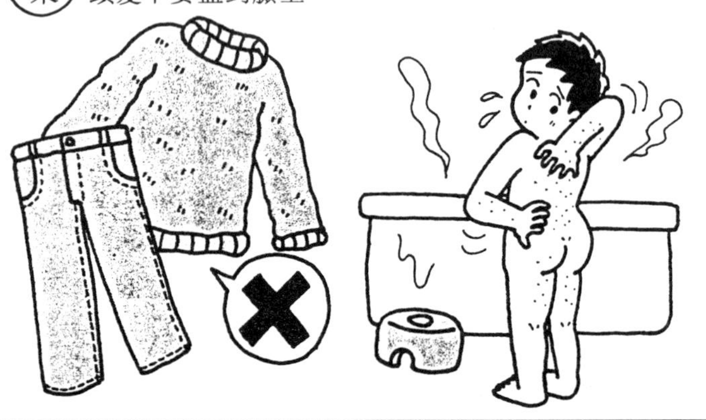

# 如何做好肌膚的護理？

在塗抹類固醇劑使異位性皮膚炎的症狀得以改善之後，接下來最重要的就是肌膚護理。肌膚護理的重點，在於防止皮膚乾燥及保持清潔。

## ◆異位性皮膚炎的皮膚盡是坑坑洞洞

肌膚護理的目的，是要讓皮膚保持在健康狀態。健康皮膚表面細胞間的接縫相當緊密，其上並覆蓋著一層皮脂膜，藉以防止外來的刺激。

至於異位性皮膚炎患者的皮膚，皮脂、細胞與細胞間的酰基鞘氨醇都很少，表面看起來盡是坑坑洞洞。因爲這個緣故，就算用類固醇劑把症狀治好了，經過一段時間後還是會再度惡化。

那麼，如何在症狀穩定之後填補細胞與細胞之間的縫隙，使皮膚的防禦功能保持正常、避免症狀復發呢?那就得靠日常的肌膚護理了。

**◆保溫為首要之務**

首先是補充皮脂、防止皮膚乾燥的保濕對策。尤其是在非常乾燥的冬天，保濕工作更是馬虎不得。

小孩子的皮膚看起來光滑細嫩，但事實上其皮脂分泌比大人還少，因此很容易乾燥。爲了補充保濕成分，小孩子的皮膚在經過清洗、擦拭之後，別忘了塗抹白色凡士林、尿素軟膏等保濕劑。

市售的護膚用品，大多含有刺激成分，因此在使用之前，最好先和醫生商量。使用護膚用品之後，如果肌膚出現異常反應(※1)，則必須立刻中止使用。

**◆保持肌膚清潔**

異位性皮膚炎的皮膚，很容易因汗水、蟎蟲抗原等異物侵入而告惡化，因此必須注意保持皮膚的清潔。

但是，要隨時保持皮膚清潔並非易事。因爲在你去除污垢的同時，也一併去除了皮脂，而擦拭又容易使皮膚因刺激而受傷。所以，清潔時最好用沾濕的紗布等棉織品，以輕拍的方式將髒東西去除。

除了必要之外，不必過度勤於清洗或擦拭肌膚，之後則必須補充必要的保濕成分。

## ◆藉消毒來改善症狀

罹患異位性皮膚炎時，即使沒有細菌感染的症狀，也可以在皮膚上發現黃色葡萄球菌等細菌。這些細菌侵入皮膚內部，是導致症狀惡化的主因之一。而許多症例顯示，這時只要使用聚烯吡酮碘(※2)消毒皮膚，不只能夠改善異位性皮膚炎，同時還能治癒皮膚的紅腫及發癢等症狀。

在防止細菌感染上，與其服用抗生物質或使用抗生物質軟膏，不如用沒有副作用的聚烯吡酮碘消毒皮膚來得安全。方法是將聚烯吡酮碘稀釋爲十%，在入浴前對患部進行消毒，然後在沐浴時將其洗淨。

值得注意的是，用聚烯吡酮碘消毒皮膚的方法雖好，卻不可任意進行。否則要是碘過敏症患者用了，則後果不堪設想。爲防發生意外，一定要遵照醫師的指示使用。

## ◆注意尿布疹

尿濕或沾有糞便的尿布如未即時更換，將會刺激皮膚而引起紅腫、濕疹。除了換尿布之外，如果屁股很髒，則必須用濕巾或用布沾溫水加以清洗。

單就嬰兒的肌膚而言，紙尿布要比布尿布來得好。布尿布的吸水性較差，因此皮膚較容易受到傷害。紙尿布不僅吸水性佳、觸感良好，而且用過即丟，故而比較乾淨。

儘管很多廠商都宣稱他們的紙尿布一片可以吸收三次尿量，但因氨會刺激皮膚，所以罹患異位性皮膚炎的孩子，最好每尿一次就予以更換。另外，紙尿布上的粘膠部分，應避免對肌膚造成刺激。

※1　需注意皮膚是否出現刺痛、發紅、發腫或發癢等症狀。

※2　塗上聚烯比酮碘以後，黃色葡萄球菌在三十～六十秒、念珠菌屬在三十秒內即被殺死。

# 正確的沐浴方式

對異位性皮膚炎患者來說，洗澡最困難的部分，在於如何「使皮脂不致流失而又能去除污垢」。清洗時，應儘量選擇刺激性較小的肥皂或洗髮精。而在沐浴劑方面，保濕效果愈高的種類，對維持皮膚狀態愈有利。

## ◆沐浴為重點所在

污垢、體垢、汗水等沾在皮膚上，會使異位性皮膚炎趨於惡化。就保持皮膚的清潔而言，沐浴是非常重要的一環。

夏天因爲出汗量大、皮膚容易積存污垢，因此一天最好多洗幾次澡。當然，洗完後別忘了擦上凡士林，藉此補強皮膚的防禦功能。

冬天皮膚較容易乾燥，因此洗完澡後的肌膚護理，便顯得格外重要。切記，每次洗澡過後，都必須擦上凡士林。另外，熱度會增加癢的程度，所以洗澡水只要不冷就可以了。

洗澡時使用肥皂，會造成皮脂脱落。如果你家的水爲軟水，那麼光用清水就可以將污垢去除了。夏天時一天要洗好幾次澡的人，最好只在晚上那一次使用肥皂。至於出現濕疹及皮膚比較乾燥的部位，則可以不使用肥皂。

## ◆選擇刺激性較少的肥皂

異位性皮膚炎患者最好選擇刺激性較少的無香料、無色素肥皂。在一般藥房裡，可以買到專供皮膚較脆弱者使用的肥皂。

有人認爲嬰兒肥皂刺激性較小，於是改用嬰兒肥皂。事實上，嬰兒肥皂(※1)的刺激性大多很强，並不適合異位性皮膚炎患者使用。

藥用肥皂含有殺菌劑，對異位性皮膚炎來説刺激過强，最好不要使用。很多人認爲既然是藥用肥皂，應該對皮膚很好才對，但是這種想法並不正確。

## ◆採用刺激較小的洗法

肥皂對皮膚的刺激程度因人而異，但可以確定的是，肥皂確實會對皮膚造成刺激。異位性皮膚炎患者使用肥皂的原則是快擦快洗，肥皂停留在皮膚的時間愈短愈好。

清洗時可將身體分爲臉、上半身、下半身三個部分，由上往下依序清洗。

爲免毛巾、海綿對皮膚造成刺激，洗澡時可將肥皂擦在手掌，相互揉搓使其充分起泡後，再直接塗抹於全身各處。

和肥皂一樣，洗髮精也應選擇刺激性較小的種類。

洗髮精爲洗淨力特强的液狀物質，洗頭時很容易流到臉上或耳後而殘留皮膚表面，成爲引起皮膚炎的原因。有些人臉部和頭部的濕疹之所以遲遲無法痊癒，關鍵可能就在於洗髮精。爲了防止洗髮精殘留在皮膚上，最好先在洗臉、洗身體之前，先把頭髮(※2)洗乾淨。

潤絲精由於含有界面活性劑，應儘量避免使用，當然小孩子也不例外。

## ◆選擇適合自己的沐浴劑

目前市面上有各種標榜含有保濕成分、適合異位性皮膚炎使用的沐浴劑。有些人在使用之後，確實産生了緩和乾燥、皮膚狀態改善的效果。

有關「適合、不適合」的問題，往往因人而異。對甲很好的沐浴劑，乙用了卻可能引起紅腫。另外，血液循環是否順暢，也是使發癢症狀加劇的關鍵。

想要知道沐浴劑是否適合自己，不妨先試用一次，看看皮膚的反應再説。一旦症狀惡化或皮膚出現異常，就必須中止使用。洗完澡後，必須用乾毛巾以按壓的方式將水分吸

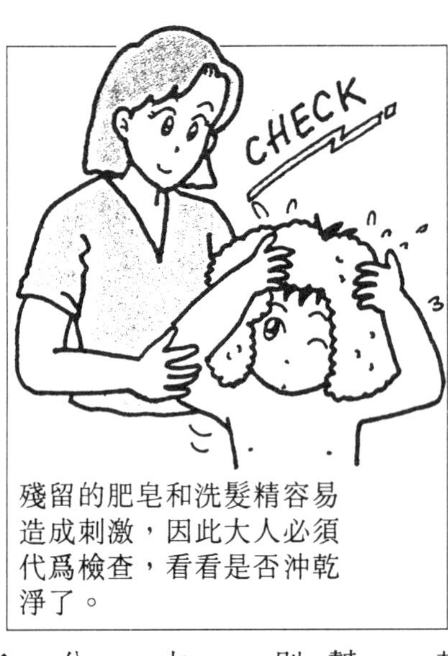


殘留的肥皂和洗髮精容易造成刺激，因此大人必須代爲檢查，看看是否沖乾淨了。

乾。切記不可用力擦拭，以免傷及皮膚。

當小孩子(※3)自己擦身體時，大人必須幫忙檢查耳後及腋下的水分是否都擦乾了，否則可能會引起濕疹。

吹風機的熱風會刺激皮膚，使臉部皮膚更加乾燥，故最好不要使用。

洗完頭髮後，可先用乾毛巾儘可能吸乾水分，然後讓其自然風乾。

## ◆利用保濕劑來保護皮膚

沐浴過後飽含水氣的皮膚，大約十五分鐘就會變得乾燥。爲防水分散失，可在乾燥之前塗抹凡士林或尿素軟膏。

※1　對異位性皮膚炎患者來說，嬰兒油、嬰兒乳液應是一種刺激性過强的保濕劑。

※2　尤其是耳後及髮際等部位，很容易殘留洗髮精，因此一定要徹底沖洗乾淨。

※3　較大的孩子通常會自己洗澡，不過在五~六歲之前，最好由父母陪同或幫孩子洗。

# 如何進行斷食療法

雖然IgE抗體呈陽性反應，但是促使其增加的食物，未必就是過敏原。唯有實際食用或進行斷食，看看症狀是否惡化，才能找出引起食物過敏的元凶。

## ◆要找出元凶必須很有耐心

當你懷疑某項食物可能導致異位性皮膚炎惡化時，可以進行斷食療法。所謂「斷食療法」，就是不吃可疑的食物，藉此避免過敏原的產生。

經由血液檢查，當IgE抗體對特定食物顯示出高數值時，並不表示該項食物就是導致異位性皮膚炎惡化的元凶。

進行斷食療法(※1)時，必須做以下二項檢查，藉此確認該項食物是否即爲過敏原。

①斷食試驗　嚴格禁止食用可疑的食物，觀察症狀是否消失。

②誘發試驗　在利用①的方式確認該食物爲過敏元凶之後，接著去吃該項食物，觀察

是否真的會引起症狀。

當然，這二個試驗做起來並不是那麼簡單。異位性皮膚炎和蕁麻疹、氣喘不同，症狀不會馬上出現，通常要花二個禮拜以上的時間。在這期間，要完全斷絕該項食物可說十分困難。況且，導致異位性皮膚炎惡化的原因，可能不只一項。在調查食物的同時，症狀也可能因大量流汗而惡化。在這種情況之下，勢必得要重新檢驗一次，缺乏耐性的人，恐怕早就宣布放棄了。誘發試驗亦然，在症狀出現之前也需要一段時間，因此，很難確定食物就是導致惡化的原因。

總之，在尋找食物過敏的原因時，特別需要時間和耐心。

## ◆完全的斷食療法最好在二～三歲時進行

嬰幼兒(※2)的消化功能和腸的免疫功能尚未發育完全，故容易引起食物過敏。到了二～三歲左右，消化功能已經發育成熟、免疫功能也相當發達，這時再去攝取相同食物，未必會引起過敏反應。

因此，斷食療法應該在消化及腸的免疫功能尚未完全發育之前，針對容易引起過敏的食物進行斷食。

一～二歲的幼兒，除了食物以外，蟎蟲等過敏原所引起異位性皮膚炎的比例也最大，如果只進行斷食療法，則效果相當有限。

換言之，完全斷食療法最有效的時期，是在二～三歲左右。在對過敏原產生抵抗力之後，少量攝取應該不致引起太大的問題。另外，一歲之後症狀如果不是很嚴重，有雞蛋過敏現象的孩子，也可以稍微吃點含有雞蛋的麵包或點心，慢慢(※3)培養對雞蛋的抵抗力。

## ◆以寬容的心態來進行斷食療法

我們經常會在不知不覺中吃下含有過敏原的東西，要完全進行斷食絕非易事。如果必須在學校、幼稚園用餐或經常在外面吃飯，那麼要完全禁食某種東西更是難上加難。

另一方面，過度執著於所謂的斷食療法，很容易會使情緒變得焦慮；焦慮的情緒一旦傳染給孩子，反而會使皮膚炎惡化。

要求完美固然很好，但凡事皆有其極限，爲免增加壓力，最好以寬容的心態來面對一切。如果你覺得這點很難做到，不妨請教醫生，看看有沒有其它可行的辦法。

太過嚴格當然不好，但在禁吃雞蛋、牛奶等方面，如果太過放鬆自己，斷食也就失去其意義了。心理因素也是異位性皮膚炎的一天要因。只要親子之間能夠同心協力進行斷食，相信對於病情一定會有好的影響。

## ◆斷食療法必須在醫生的指導下進行

最近，因採取自成一派的斷食療法而引起營養失調的例子不斷增加，已經到了不容忽視的地步。為免引起反作用，斷食療法必須在醫師或營養師的指導下進行。

只因症狀類似異位性皮膚炎，就自行斷絕一切動物性蛋白質的作法，反而會損害身體的健康。

※1　斷食療法可分：為檢查而進行斷食及為治療而進行斷食二種。在實行斷食療法之前，必須先弄清楚自己的目是什麼。

※2　食物經過咀嚼後，在胃和腸由消化酵素分解為更小的分子，主要是由小腸吸收。不過，消化功能尚未發育完全的嬰兒，通常只能大塊吸收。而大塊分子對身體來說屬於異物，故容易引起過敏反應。

※3　這種療法稱為「消極性斷食療法」，也就是藉著少量攝取成為過敏原因的食物以培養抵抗力，其原理與減感作療法相同。

**斷食療法開始前的準備作業**

根據醫師的診斷，提出被懷疑是引起
異位性皮膚炎主因的特定食物（＝A）

進行斷食療法
對A進行斷食，一旦症狀消失，即可確認其爲過敏原

進行誘發試驗
再度進食A，一旦出現症狀，則更加確認其爲過敏原

**確認A爲過敏原**

斷食程度及方式應待與醫師商量後再決定

**開始進行斷食療法**

# 斷食療法的注意事項

所謂斷食療法，就是不再進食含有過敏原的食物。問題是，有些食物是以另一種形式存在於其它食品當中，因此斷食之前，首先必須對食物具備一定程度的認識。當然，也必須知道哪些食品可以作爲營養的替代品。

## ◆斷食之前必須先和醫師商量

依症狀不同，所謂的斷食，有的是完全戒除，有的則是減量戒除。爲了安全起見，一定要遵照醫師的指示進行，千萬不可自行做成決定。

如果你認爲醫師所指示的內容很難做到，則必須再和醫師商量。

只針對一種食品進行斷食並不難，但因爲該項食物常常以另一種形式存在於其它食品當中，因而要完全斷食可說十分困難。

尤其是雞蛋、牛奶、大豆等三大過敏原，經常存在於加工食品、現成食物及調味料裡面。以牛奶爲例，巧克力、牛奶糖等當然含有牛奶，就連咖哩食品中也含有牛奶成分，這點恐怕各位從來都没想到過吧？

由此可知，除了確認元凶食物之外，還必須確認哪些食品當中含有這種成分。在必須完全斷絶牛奶攝取的情況下，所有含有牛奶成分的加工食品或菜餚，都必須列爲拒絶往來户。爲免在不知情的情況下吃下不該吃的成分，最好自己調理食物，並避免食用加工食品或外賣菜餚。

### ◆以代替食品來補充營養

採取斷食療法時，最要注意的是，必須找到其他代替食品來補充因斷食而流失的營養（※1）。

例如，牛奶裡面含有大量骨骼成長所必須的鈣質。當牛奶成爲過敏原時，除了不再攝取牛奶之外，還必須考慮到如何避免因鈣質、蛋白質缺乏而引起的營養失調問題。也就是説，在禁食的同時，還必須找到能夠補充上述營養素的替代食品。

正值成長期的孩子尤其要多加注意。不但要遵從營養師的營養指導，還要每個月檢查一次身體，藉此瞭解成長情形，作爲是否要繼續斷食療法的判斷依據。

如果斷食療法治癒了症狀，但卻妨礙了成長、發育，便不能稱爲好的治療方法。

## ◆家人的飲食

採取斷食療法時，其他家庭成員的飲食也是一個問題。在進行完全斷食時，爲免吃了不該吃的東西，最好全家人一起斷食。

如果其他家庭成員都是大人，通常没什麼問題；但如果還有其他正值發育期的孩子，硬要他們進行斷食，恐怕會對發育造成妨礙。這時比較理想的作法，是另外擬一份菜單（※2）。值得注意的是，在調製斷食食品時，可能會透過清洗食器的海綿而混入其它物質，故調理器具最好也分開使用。

眼看著其他人可以吃美味的蛋糕，自己卻無福享受，對小孩子來説其實是蠻殘酷的。爲了解饞，有的孩子甚至去撿掉在地上的蛋糕屑來吃。因此，在進行斷食療法期間，最好將斷食的重要性，告訴其他没有過敏困擾的孩子，請他們在這段時間内多加忍耐，不要去吃那些會令不能吃的人嘴饞的食物。

## ◆養成寫食物日記的習慣

要瞭解食物療法經過情形最有效的方法，就是書寫食物日記。

食物日記所記載的内容，包括所吃食物的種類、時間及患者狀況、濕疹及皮膚狀態的經過情形，是否出現嘔吐、下痢、咳嗽等身體症狀、精神狀態和身體狀況等。

一般來說，記錄的內容愈詳細，在皮膚症狀惡化時，對於找出元凶愈有幫助。

可能的話，最好每週一次帶著食物日記去看醫生，並將這一週來孩子的情形詳細告知，作爲調整下週醫療方針的參考依據。如果症狀已告減輕，不妨改朝解除斷食的方向前進，開始少量進食。

## ◆心理因素的影響也不容忽視

對孩子來說，眼看著托兒所、幼稚園或學校裡的同伴們享用自己不能吃的食物，無疑是一件非常殘忍的事。尤其當看到別人吃蛋糕、冰淇淋等小孩子最喜歡的點心時，真可說是一種嚴酷的訓練（※3）。

有時，對食物的限制反而會使孩子的情緒變得焦躁不安，這對身體來說並不是一件好事。從這點來看，斷食療法的效果還有待商榷。

當你發覺斷食療法對孩子產生負面影響時，務必儘快和醫師商量。

## ◆無法進行斷食療法時可與藥物併用

當斷食對孩子造成很大的壓力，或是孩子所上的幼稚園無法提供特別餐時，不妨併用抗過敏劑。如果發病原因爲複數(※4)，將這些可能引起發病的食物全部斷絕，反而容易導致營養失調。這時，也可以併用抗過敏劑。

在抗過敏劑中，去氧核糖核酸鈉是在飯前服用，可防止消化器官對過敏原的吸收。母親所吃的東西經身體吸收後，會由母乳中釋放出來。因此，當對正在授乳期間的嬰兒進行斷食療法時，母親也必須同時進行斷食。

## ◆除了斷食療法之外，還必須採取其它綜合對策

一歲以下的幼兒，食物在異位性皮膚炎的原因當中，占有重要的地位；過了二歲以後，引發異位性皮膚炎的原因，並不僅僅食物一種，同時還包括其它許多複雜的因素。而除了原因之外，汗水、污垢等也是惡化因子。

基於這個緣故，在進行斷食療法的同時，還必須採取各種綜合對策，如保持肌膚清潔、改善環境以抑制蟎蟲增殖、不在屋內飼養小動物、避免過度疲勞及壓力等等。

※1　很多人在必須斷食雞蛋、牛奶的情況下，紛紛改吃蛋白質含量豐富的大豆。殊不知一旦持續每天攝取，連大豆也會成爲過敏原。因此，最好換著吃些豆腐、納豆等。

※2　製作個別菜單時，必須向孩子充分說明爲什麼他吃的東西和其他小朋友不一樣。因爲，如果孩子無法理解，那麼他在幼稚園或學校裡究竟吃了些什麼？父母親根本無從得知。

※3　在托兒所或學校用餐時，如果特別爲孩子準備一份飯盒，難免會引起其他孩子的側目，甚或認爲：「他一個人吃得特別好」。爲免給孩子的團體生活帶來困擾，最好參考學校的菜單做類似的菜餚。

※4　正值成長期的孩子，會引起過敏的食品可能不止一種，這時只需將過敏較强的食品去除即可。

**斷食療法的注意事項**

- 確認那些食品當中含有你應該禁食的食物。
- 因禁食而無法攝取到的營養，必須由其它食品來補充。
- 如果斷食對象是正在哺乳期間的嬰兒，則母親也必須一起斷食。
- 進行斷食時，需注意是否已經造成心理負擔。
- 記錄食物日記，並詳細記載所出現的症狀等。

# 禁食雞蛋時

當雞蛋成爲引起異位性皮膚炎的原因時，魚卵和雞肉也必須一併禁食。另外，雞蛋普遍應用於各種加工食品，如泡麵、魚漿等，故必須確認所要吃的食品中是否含有雞蛋。

## ◆魚卵和雞肉也在禁食之列

關於蛋的斷食療法，在治療開始時，不但不能吃雞和鵪鶉蛋，甚至連魚卵也不能吃。當然一些含有魚卵的魚類，如柳葉魚等，也在禁食之列。

雞肉最好也不要吃，利用雞肉加工製成的雞精、雞湯等，也應儘量避免。

## ◆用雞蛋製成的食品種類繁多

雞蛋廣泛應用於加工食品當中。

例如，蛋糕、餅乾、冰淇淋、美乃滋、麵等，大多混有全蛋或蛋白。其它如魚漿裡面的粘著劑，就是使用蛋白，而即溶式的可可粉中也含有雞蛋(※1)。

雞蛋所含的蛋白質，對正在發育中的小孩子來說，是非常重要的營養素。因此，如果不能吃蛋的話，就必須改由魚和豬肉等食品中攝取蛋白質。

當成斷奶食品時，最好先將其磨碎或絞碎，使其易於進食。太大塊的食物由於無法消化，很容易引起過敏。

## ◆蛋白最容易引起過敏

所謂雞蛋過敏，蛋白(※2)、蛋黃是有所差異的。

一般來說，蛋白比蛋黃更容易引起過敏。像有些人對蛋白過敏、對蛋黃卻安然無事，就是最好的例子。

另外，生的東西比用火(※3)煮熟過的東西更容易引起過敏，因此，在解除斷食時，可將蛋黃煮熟後嘗試性地餵食。

※1　醋、米酒等調味料，有些也是由蛋白精製而成。

※2　蛋白中九〇%爲蛋白質，蛋黃的主要成分則是脂肪。

※3　食物經過加熱後，蛋白質會產生變化，比較容易消化。

## 禁食雞蛋時的食物

| 禁食食品 | 替代食品 |
| --- | --- |
| **蛋**<br>雞蛋、鵪鶉鳥、魚卵 | |
| **有卵的魚** | |
| **用蛋製成的料理**<br>煎蛋、蛋捲、蒸蛋、油炸食品（炸丸子、甜不辣等） | ·油炸粉改爲不加蛋的小麥粉 |
| **用蛋製成的點心**<br>蛋糕、煎餅、冰淇淋、蜂蜜餅乾等 | ·自製不加蛋的蛋糕<br>·不含蛋的果凍<br>·不含蛋的餅乾 |
| **加入雞蛋的食品** | |
| 美乃滋 | ·以過敏用油自製沾醬 |
| 油炸粉 | ·不含雞蛋的純小麥粉 |
| **雞肉** | |
| **使用雞肉的食品**<br>雞蛋麵 | |
| **與雞蛋有關的食品**<br>餅乾、醃肉、臘腸、拉麵、泡麵、即溶式可可亞及其它速食品 | |

# 禁食牛奶時

禁食牛奶時必須注意的是，由於牛奶中含有大量蛋白質和鈣，因此必須改由其它食品攝取相關的營養成分。

## ◆牛肉、醃肉及臘腸必須一併禁食

對牛奶過敏的人，在斷食療法剛開始時，牛肉、含有牛肉的醃肉、臘腸等，也必須一併禁食。

含有牛奶成分的食物，包括起司、牛油等乳製品、可爾必思等乳酸飲料、蛋糕、餅乾、牛奶糖、巧克力及市面上常見的糖果、點心等。

爲免誤食牛奶成分，可能的話，最好親手製作點心。

另外，市面上所販賣的咖哩或燉煮過的回鍋食品當中，大多含有牛奶成分。自己調製這類料理時，可用番茄醬代替牛奶。

為了增添人造奶油的風味，一般都會使用牛油。其它如水果罐頭、點心等，有時會使用乳糖。為免誤食，在使用之前應先認明食品標示(※1)。

## ◆可利用過敏者專用的牛奶

有些媽媽因為奶水不足或必須上班等因素，不得不讓孩子改吃奶粉。這時，可使用沒有抗原性的過敏專用奶粉。

過敏專用奶粉的種類繁多，不妨和醫生商量，合力找出最適合的品牌。

值得注意的是，過敏專用牛奶加溫後溫度過高時，會產生苦味，故不可煮得太久。

## ◆必須透過替代食品來補充蛋白質及鈣質

牛奶含有豐富的蛋白質，同時也是重要的鈣質來源。在採取牛奶斷食療法時，必須多多攝取能夠補充蛋白質及鈣質的替代食品。

在蛋白質方面，可藉由魚蝦、雞肉、馬肉等來補充。

對牛奶過敏的人，很多也對大豆過敏，因此對豆漿的攝取也必須多加留意。

至於鈣質，海草、油菜、蘿蔔葉、小魚等的含量非常豐富。

人一旦缺乏鈣質，不僅不容易長高，牙齒及骨骼較弱，而且容易焦躁、情緒不穩定。

斷食食品與替代食品
不可以吃的食品
MILK
ICE
BUTTER
過敏專用奶粉
魚、雞肉、貝類、蛋、過敏專用奶粉
蛋白質的替代食品
小魚、海帶芽、胡蘿蔔葉、芝麻、菠菜
鈣質的替代食品

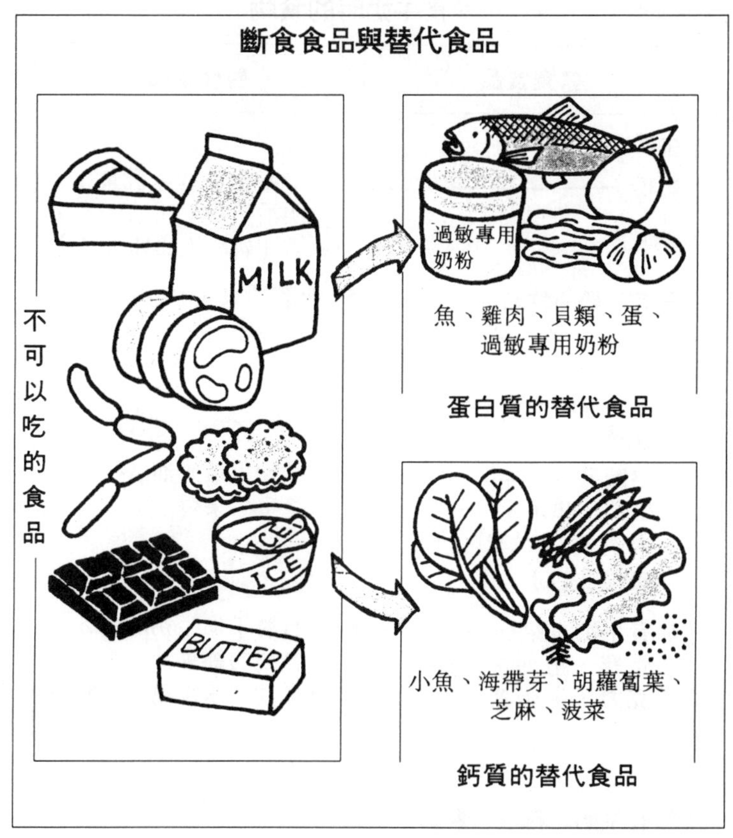

由此可知，充分補充含鈣食品是非常重要的。

※1 濃縮果汁有些含有牛奶成分。此外，日本酒中也多半含有牛奶成分。

## 禁食牛奶時的食物

| 禁食食品 | 替代食品 |
|---|---|
| **牛奶** | |
| **奶粉** → | ·MA—1（森永乳業）<br>·明治奶粉（明治乳業）<br>·雪印奶粉（雪印乳業） |
| **含有牛奶的飲料** →<br>咖啡牛奶、果汁牛奶、乳酸菌飲料（可爾必思、養樂多等）、優酪乳 | 自製的※100％純果汁 |
| **牛酪製品** →<br>牛油、起司、人造奶油（不可以是純植物性的） | ·軟性人造奶油 A—1<br>·蜂蜜、果醬 |
| **加有牛奶的點心** →<br>蛋糕、煎餅、薄餅、巧克力、牛奶糖、冰淇淋等 | ·自製不加牛奶的餅乾<br>·自製的純果汁<br>·果汁、水果糖、冰砂糖 |
| **加有牛奶的料理、食品**<br>奶汁烤菜、濃湯、加入夏威夷醬的料理、披薩、<br>咖哩、燉菜、 →<br>油炸粉 → | <br><br>·自製咖哩料理<br>·純油炸粉 |
| **牛肉** | |
| **用牛肉製成的食品**<br>火腿、臘腸等 | |

# 禁食大豆時

要禁食大豆並不容易，因爲我們幾乎每天都會使用的調味料及食用油，例如，味噌、醬油、麻油、沙拉油等，全都含有大豆。在這個時候，可以使用過敏用調味料或經PCA檢查合格的油品來代替。

## ◆含大豆成分的食品出人意料之外的多

以大豆爲原料製成的食品，出人意料之外的多。

例如，味噌、醬油、納豆、豆腐、粉絲等，全都是用大豆製成的。至於泡麵、義大利麵等許多麵食，則和有大豆油。

其它如馬鈴薯片、蛋糕等點心，也多半是使用大豆油。

而鹹煎餅等食品，通常也會在表層塗上大豆油。

沙拉油、油炸油的主要原料，也是大豆油。而芝麻油當中，很多都混合了大豆油。在超市販賣的油類，更是絕大多數都含有大豆油。

購買食用油等，應選擇貼有PCA檢驗合格標籤（※1），或純麻油、紅花油、菜籽油等油品。

加工食品所使用的油類，大多爲大豆油。爲免誤食大豆成分，應避免攝取含有油成分的加工食品。

有些加工食品中含有卵磷脂、維他命E、果寡糖、糖等所謂安全的食品添加物，而大豆正是這些添加物的主要原料，因此，使用前務必要看清楚食品的成分標示（※2）。

## ◆大豆以外的豆類也在禁食之列

對大豆過敏的人，也必須禁食紅豆、花生、豌豆、豇豆、刀豆及較容易爲人所忽略的豆芽等豆類。

以可可豆爲原料的巧克力、可可亞，以咖啡豆爲原料的咖啡等，也應避免食用。

有些很容易對大豆過敏的人，甚至連對芝麻、玉米等穀類也會過敏。

## ◆含有大豆成分的味噌、醬油等調味料該如何處理？

對大豆過敏的人來說，最麻煩的地方在於調味料問題。

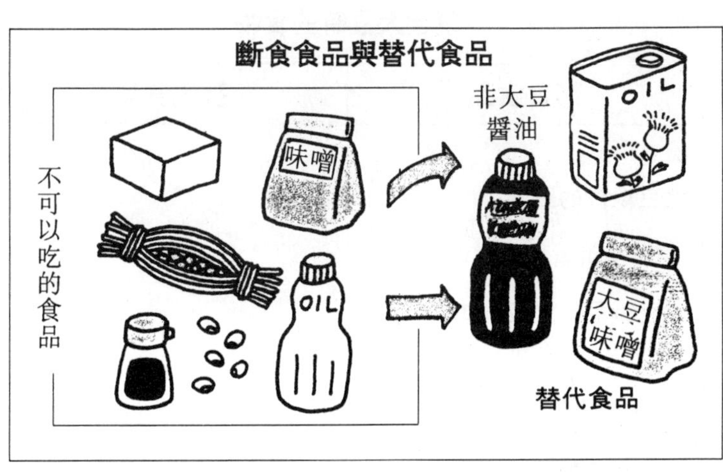


症狀輕微的人，稍微加點調味料還沒關係；但如果症狀嚴重，則必須完全禁食。

可以改吃用魚、小麥製成的醬油，或是用大豆以外的穀物製成的味噌。這些東西在過敏用食品專賣店(※3)及自然食品店裡都可以買到，請多加利用。

※1　PCA檢驗合格標誌
日本群馬東毛醫院的小兒科醫師館野，利用天竺鼠進行PCA檢查，確認食用油中是否含有大豆。經檢查合格者，即給與合格標誌。

※2　在栽培的玉蕈、樸樹中，有時會混有大豆等養分，因爲很難洗淨，故最好不要使用。

※3　市面上有很多專供過敏斷食用的食品，但由於缺乏一定的衡量標準，因此千萬不要只因爲它標榜是「過敏專用」的食品就買來使用。

## 禁食大豆時的食物

| 禁食食品 | 替代食品 |
| --- | --- |
| **大豆** | |
| **大豆以外的豆類**<br>紅豆、花生、豇豆、碗豆、四季豆、豆芽 | |
| **大豆製品、大豆加工品**<br>豆渣、粉絲、豆腐、納豆、炸油、豆腐皮、油豆腐、豆腐乳 | |
| **使用大豆的調味料**<br>味噌、醬油 | |
| **使用味噌、醬油的食品**<br>紅燒肉、醬油煎餅、醃漬物、加味海苔 | |
| **大豆油**<br>**混有大豆油的植物油** →<br>大豆油、炸油、沙拉油、芝麻油 | ·純芝麻油、紅花油、菜籽油<br>·貼有 PCA 合格標誌的油類 |
| **使用大豆油製成的料理**<br>甜不辣、炸丸子 | |
| **使用大豆油的食品**<br>薯條、脆果子、炸果子、鹹煎餅、玉米湯、泡麵 | |
| **使用紅豆的點心** →<br>豆沙饅頭、羊羹、紅豆沙、紅豆年糕等 | ·芋頭羊羹、栗子[illegible]糬 |

# 解除禁食時

等到消化功能發育完全，或對食物培養出抵抗力以後，就可以中止斷食療法。剛開始時，可以少量進食過敏性較小的食物，待確認沒有症狀出現後，才開始攝取。而解除斷食的要訣，就是不可操之過急。

## ◆解除的開始

進行斷食療法時，必須每三～六個月作一次血液檢查，確認是否已經培養出抵抗力。至於培養抵抗力所需的時間則因人而異，但平均來說，只要斷食一年，就可以培養出對該項食物的抵抗力。在此要提醒各位的是，個人差異很大乃是異位性皮膚炎的特徵。而一般判斷的標準，是當抵抗力培養出來，皮膚狀態也告穩定時，即爲解除禁令(※1)，開始少量進食斷食食品的時候。

以嬰兒爲例，一～二歲時消化機能和免疫功能大致已經發育完全，因此可以給與少量斷食食品，並觀察其反應。

### ◆剛開始時必須給與加熱過的食物

剛開始時不可吃生的食物，必須吃經過烹調、抗原性較低的食品。有關進食次數，剛開始時可以維持一週一次，並密切觀察其反應。至於進食時間，最好是在腸胃功能比較活絡的白天。萬一中途罹患感冒或身體狀況不佳，則必須暫時中止進食，待恢復元氣後再重新開始。

### ◆解除雞蛋禁食令

最好從煮沸的雞湯開始，不要一開始就吃雞蛋。

一般而言，蛋白的抗原性比蛋黃高，所以可以從進食煮了三十分鐘的蛋黃(※2)開始。進食時，必須將蛋黃與蛋白分開，並且只吃蛋黃部分。如果吃了蛋黃以後身體不曾出現任何反應，則可以開始吃蛋白部分。其後，蛋白與蛋黃的攝取量可以慢慢增加。

### ◆解除牛奶禁食令

解除牛奶禁令時，最好先從一週喝一次用里肌肉燉成的牛肉湯開始，然後再進食加熱過的養樂多或牛奶。

### ◆解除大豆禁食令

起初最好從進食蛋白質含量較少的豆類(※3)，如花扁豆、金時豆、豇豆等開始。此外，口味不宜太重，但可少量使用味噌、醬油等調味料。

### ◆避免大量進食以防復發

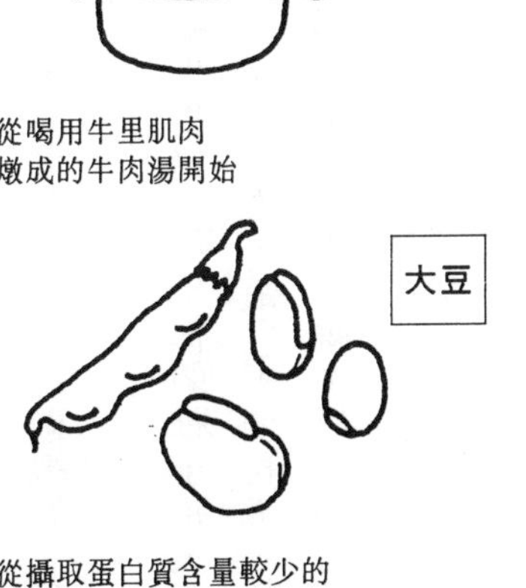


在禁食令順利解除之後，對於飲食仍然必須十分注意，否則可能會再度引起食物過敏。

由於過敏體質並未改變，因此如果每天大量攝取(※4)曾經導致過敏的食物，症狀極可能再度復發。

另外，其它食物若是大量進食，有可能成爲新的過敏原。爲了保持均衡，食品攝取應該謹守少量、多樣化的原則。

在某些學校裡，每天都供應學生牛奶。如果你的孩子每天都可以在學校喝到牛奶，那麼在不必上學的日子，例如禮拜六、禮拜天，最好不要再喝牛奶。反之，也不要太久不去攝取某種食物。比方說，放暑假時孩子無法天天喝牛奶，因此不妨每隔二～三天就讓他喝一次。

※1　解除方法依症狀、年齡而有所不同，必須聽從醫師的指示。

※2　根據報告指出，在對生雞蛋會產生過敏反應的人當中，對煮熟的蛋過敏的人有三成，對於炒蛋不會產生過敏反應的人則有六成。

※3　紅豆的蛋白質含量不及大豆，但在日本，它卻是危險性僅次於大豆的過敏原。

※4　像米等每天都要大量攝取的食品，很容易引起過敏。爲免引起米過敏，有時不妨以麵包或麵食來代替。另外，精米的過敏原性比糙米低，可多加利用。

# 蟎蟲在哪些地方最多？

蟎蟲一向被視爲引起異位性皮膚炎的元凶之一。在去除蟎蟲之前，首先必須知道牠們多半躲在家裡的哪些地方。根據調查，蟎蟲最常藏匿的地方，就是寢具。

## ◆寢室、寢具為蟎蟲的溫床

蟎蟲以人類的體垢、頭皮屑爲食，是與人類共生的生物。

由各個家庭的擺設及傢俱，就可知道是否具有「蟎蟲相」。所謂的蟎蟲相，是指蟎蟲在家中的分布狀況及密度。而防治蟎蟲的關鍵，就在於事先瞭解蟎蟲相。

根據調查結果，家中蟎蟲最多的地方是寢室，而且大部分集中於寢具。寢具帶有汗水味及體溫，是最適合蟎蟲孳生的環境。另外，收藏在櫃子裡(※1)的寢具，也是蟎蟲聚集之處。

從寢具别來看，分布最多的是毛毯，其餘依序爲被褥、床墊、墊被。

## ◆地毯也是蟎蟲孳生的溫床

在對鋪地毯、榻榻米及木板的房間進行蟎蟲數調查時，發現數量最多的是鋪地毯的房間，其後依序是鋪榻榻米(※2)、鋪木板的房間。

最嚴重的情形是在榻榻米上又鋪設地毯，這等於提供了對蟎蟲而言最爲舒適的環境。蟎蟲會鑽到地毯及榻榻米裡面，而吸塵器只能清除表面，對消滅蟎蟲並不具有太大效果。減少蟎蟲孳生的不二法門，就是不鋪地毯。另外，地毯的毛碰觸到皮膚也會造成刺激，因此能不鋪地毯的話最好不要鋪。

## ◆灰塵較多之處容易有蟎蟲聚集

蟎蟲居住於灰塵及垃圾中，所以大凡灰塵較多之處，也就是蟎蟲聚集的地方，例如傢俱與傢俱之間、傢俱背後、櫥櫃頂端等。

另外，光線不佳或通風不良的房間，也是蟎蟲容易孳生的溫床。

## ◆沙發及填充玩具是蟎蟲的最愛

在沙發及填充玩具當中，也有很多蟎蟲。尤其是布製沙發，蟎蟲數量更是驚人。

蟎蟲的溫床
零亂放置的物品
容易招致灰塵
寢具
存在於傢俱與傢俱
縫隙間的灰塵
布製沙發
在榻榻米上
加鋪地毯
填充玩具
寵物的毛髮
或體垢

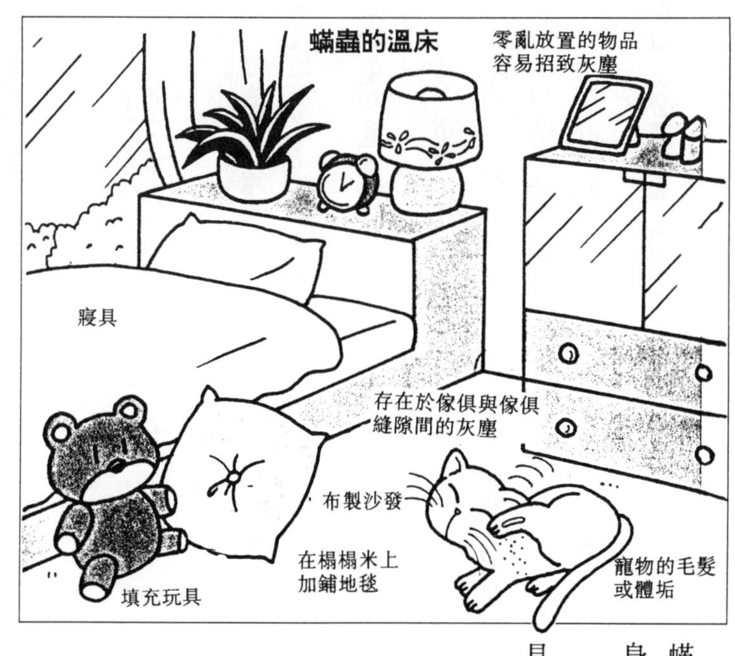

小孩子情有獨鍾的填充玩具，也是蟎蟲孳生的溫床。因此，孩子經常擺在身邊的填充玩具，一定要常常清洗。

另外，陳列在寢室櫃子上的填充玩具，也有很多蟎蟲。

※1　在換季時期衣櫥裡的棉被拿出來時，屋內的蟎蟲數會比平時多出數十倍。

※2　榻榻米固然容易附著蟎蟲，但同時也具備了吸收濕氣、能分解暖氣所排出空氣污染物質二氧化碳等作用。只要每天徹底清掃以保持清潔，應該不會有什麼問題。

防蟎對策與生活改善

# 有效的清除方法

徹底清掃環境，是防止蟎蟲孳生的最有效方法。而清掃工作的基本，就是將蟎蟲糞便及殘骸徹底清除乾淨。

## ◆避免灰塵堆積

與其拼命清掃，還不如避免灰塵堆積，對減少蟎蟲數更具效果。

堆在架子上的東西因爲清掃不易，很容易堆積灰塵。另外，堆放在地板上的雜物，也是導致無法徹底清掃的原因之一。

站在清掃的觀點，家中的擺設愈簡單愈好。一旦清掃容易，自然就不容易堆積灰塵。

## ◆寢室必須徹底清掃

蟎蟲分布最多的地方是在寢室。小孩子一天中有三分之一以上的時間是在睡覺，因此

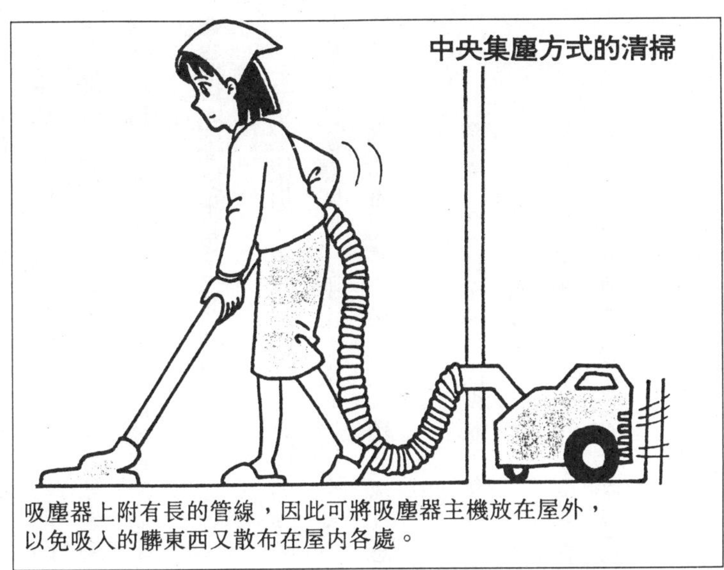

吸塵器上附有長的管線，因此可將吸塵器主機放在屋外，以免吸入的髒東西又散布在屋內各處。

寢室的清掃十分重要。至於白天不使用的房間，一天最好清掃二次(※1)。

## ◆吸塵器的有效使用方法

老式的電動吸塵器(※2)過濾網的洞很大，結果反而將吸入的蟎蟲及其糞便弄得滿屋子都是，而新型吸塵器的孔比較小，還會吹出有助於遏止蟎蟲孳生的熱風，效果頗受肯定。

想要吸入蟎蟲而又不使其飛散到屋內各處的最理想做法，就是使用集中集塵式中央吸塵系統。這種吸塵系統所吸取的灰塵可在户外處理，所以不會構成二度污染。

不過，這牽涉到房屋改裝的問題，並不是每個家庭都能設置。

爲免吸入吸塵器内的髒東西飛散到屋子

裡，在取出髒東西時，最好連同吸塵器(※3)一起拿到户外處理。

當然，在使用吸塵器時，別忘了打開門窗。清掃完畢之後，不妨讓窗户繼續開著。鋪有榻榻米的房間，雙重清掃較具效果。如果是地毯，則必須反覆吸塵。由於蟎蟲會躲在地毯裡面，因此有時必須把地毯反過來清掃。

## ◆用抹布擦拭也是很好的方法

近年來使用抹布擦東西的家庭主婦逐漸減少，但事實上，抹布是相當好的清潔用品，具有不使灰塵四散、不傷地板或榻榻米及不放過細部的灰塵等優點。

抹布通常都是沾水後使用，這時需注意不可使用清潔劑，以免對皮膚產生刺激。

※1　以三坪大的房間來說，在每天掃除的情況下，每二公克的灰塵中會有一五〇〇隻左右的蟎蟲。

※2　電動吸塵器除清潔之外，還具有將晒過的棉被中的蟎蟲、灰塵吸出的效果。

※3　有些吸塵器的管線達六公尺之長。

# 寢具的防蟎對策

寢具是人類最貼身的東西，同時也是蟎蟲最多之處。徹底的解決方法，就是定期清洗及每天晾晒。

## ◆避免使用羽毛被

有人認為羽毛被既不沾灰塵，又沒有濕氣，最適合異位性皮膚炎患者使用。事實上，羽毛(※1)、羊毛等動物纖維，很容易成為過敏原，可說是異位性皮膚炎的頭號剋星。再者，動物纖維非常適合蟎蟲居住，當你把羽毛被拿出去晒或用吸塵器吸時，蟎蟲會往深處裡鑽，因此清除效果並不是很好。

有些人則是對羽毛被過敏，一蓋上羽毛被就會引起異位性皮膚炎，不蓋時則皮膚炎便自然痊癒。

基於這個原因，棉被還是使用棉花、化纖等質料比較好。

## ◆枕頭最好選擇用塑膠管做成的

令人感到意外的是，枕頭也有很多蟎蟲。那是因爲，蟎蟲最喜歡的頭皮屑，在這裡最容易攝取到，因此枕頭便成爲蟎蟲聚集的大本營。

除了蟎蟲之外，其它一些小昆蟲也很容易在枕頭裡繁殖，成爲過敏原。

羽毛枕和羽毛被一樣，本身就是過敏原，故不適合使用。至於木棉枕因爲容易堆積灰塵，所以也不適合。

適合作爲枕頭的東西，應該具有容易保持清潔、方便清洗等優點。因此，將塑膠軟管切成適當大小，塞進枕頭套裡，就是最好的枕頭了。再加上其通氣性佳、清洗容易，故不會孳生蟎蟲。唯一的缺點就是太硬及轉頭時會發出聲音。關於枕頭太硬這一點，可以在其上墊上毛巾以增加柔軟度。至於轉頭時會發出聲音，習慣以後也就好了。

小孩子多半不睡枕頭。有必要的話，可以把毛巾折一折當成枕頭。因爲是毛巾的緣故，即使每天清洗也不費事。

## ◆棉被應定期清洗

睡覺時排出的汗水及體溫，使棉被具備了最適合蟎蟲繁殖的條件。

## 寢具的防蟎對策

- 避免使用羽毛被或羽毛枕
- 不可使用米糠或木棉枕頭
- 將塑膠軟管切成適當大小塞進枕頭套裡即爲最適合的枕頭
- 寢具要經常放在陽光下曝晒
- 晒過後要用力拍打，並用吸塵器將正反兩面吸乾淨
- 棉被要定期清洗
- 毯子最好使用※100％純棉的質料
- 最好在寢具外加上套子
- 床墊也要定期放在太陽底下晒
- 收起來不用的寢具也要偶爾拿出來晒晒太陽

爲了抑制蟎蟲的繁殖，棉被必須經常曝晒（※2）、清洗。大體而言，寢具經過一個晚上睡下來，濕度約在八十％左右；經過曝晒以後，則降爲四十～五十％。

棉被曝晒過後，還要用吸塵器吸除灰塵及蟎蟲。爲免蟎蟲四處飛散，在取出吸塵器裡面的清潔袋時，最好連吸塵器一起帶到陽台或屋外去。

當然，光是曝晒並不能根本解決蟎蟲的問題。因爲，蟎蟲通常會鑽到棉被、地毯的深處，光靠曝晒並不能將其殺死。

最有效的方法，就是將棉被交由專門業者清洗。清洗過後還要加上日晒，否則一段時日之後蟎蟲仍會再度孳生。

由此可知，定期清洗及曝晒，是抑制蟎蟲增殖的主要方法。

### ◆使用純棉毛毯

毛毯最好使用一〇〇%的純棉質料(※3),其優點是觸感佳、方便在家中清洗及容易保持清潔。

羊毛毯對肌膚具有刺激性,應儘量避免使用。

### ◆床墊一個月至少要晒一~二次

床的位置比地板高,比較不容易吸到灰塵,不過問題主要是出在床墊。很多人把床墊買回來,一放就是幾十年,既未曝晒也不曾清洗,當然會成爲蟎蟲繁殖的溫床。

爲了方便清洗、曝晒,有些人乾脆不用床墊,直接在地上鋪上墊被。對那些使用床墊的人,我建議他們一個月至少要搬出去晒一~二次,並且撣除附著其上的灰塵。

### ◆長時間不用時

對於長時間不同的寢具,一般人都是把它放在塑膠袋內,然後置於濕度頗高的壁櫥裡,殊不知這樣反而會造成黴菌孳生。爲了避免這種情形,偶爾還是要拿出來晒晒太陽。

## ◆寢室的防蟎對策必須要考慮到全面性

在防蟎對策上，如果只針對有過敏症狀的孩子採取防範措施，而與其同睡的父母或兄弟姐妹，身上仍然蓋著羽毛被，則效果必將大打折扣。

另外，雖然經常把棉被拿出去晒太陽，但卻忽略了地板上仍然鋪著地毯，因爲有適合生長的環境，蟎蟲當然會生生不息。換句話說，寢室的防蟎對策，必須考慮到全面性的問題。

※1　相傳在十六世紀中葉左右，蘇格蘭大主教長年爲氣喘所苦，於是延請義大利名醫卡爾德諾爲其治病。經過診斷之後，卡爾德諾建議將大主教偏愛的羽毛枕拿掉。大主教雖然頗感不滿，但既然醫師有令，也只好乖乖從命，不料從第二天起，氣喘就再也不曾發作了。

※2　爲了減少蟎蟲，一週至少晒上五天才能產生效果。

※3　即使是純棉毯子，由於毛尖會刺激皮膚引起發癢，因此最好加上套子。

# 如何減少灰塵的產生？

家中的灰塵、蟎蟲、黴菌、毛髮、體垢、頭皮屑等，全都是過敏原。要完全去除灰塵似乎不太可能，但至少可以設法使其減到最少。

## ◆衣櫥內外均必須保持清潔

爲了方便經常擦拭和保持乾淨，衣櫥上面最好不要放置物品。此外，應避免使用灰塵容易侵入的藤製衣櫥。

衣櫥內的衣服，最好都是經常穿的，不穿的衣服不要放在裡面。同時，件數最好不要太多。以內衣來說，如果你只穿固定的兩、三件，那麼其它放著不動的衣物，將會成爲蟎蟲、黴菌的孳生根源。

## ◆不可長久放著不動

書架最容易堆積灰塵，因此最好選擇附有玻璃門的書架。沒有玻璃門的話，不妨在擺放書架的地方裝上防護罩布以免灰塵累積。當然，罩布必須經常清洗。

無法放進書架裡的東西，不要任意擺在地板上，以免形成清掃的死角。如果實在找不到地方來安置家中的書，那就設法把不必要的清理掉，或是暫時不再購買新書。

孩子的玩具箱，也是容易堆積灰塵的地方。爲了保持乾淨，最好一週一次把裡面的東西全部倒出來，用吸塵器清理一遍。

不玩了的玩具，一定要收進玩具箱裡，這樣不僅可節省空間，同時還可避免灰塵堆積。孩子不再玩的玩具，乾脆送人或丟掉。如果玩〓具箱已經裝不下了，那麼在它空出位置之前，暫且不要再買新玩具吧！

## ◆架子及牆壁也要保持乾淨

放在架子上的瓶瓶罐罐及掛在牆壁上的東西，都很容易沾染灰塵。

爲免沾染灰塵，小東西最好放在玻璃盆子裡，掛在牆上的畫則要經常擦拭。總之，要避免灰塵是需要花點心思的。

**◆布沙發是蟎蟲孳生的溫床**

布沙發可說是蟎蟲生長的大本營，可能的話，最好換成皮沙發。如果實在沒有辦法，則必須每天清掃。孩子的玩偶也是蟎蟲生長的溫床。由於孩子經常抱著心愛的玩偶進進出出，大人又無法加以禁止，因此必須常常清洗，原則上一週至少要洗一次。此外，最好不要讓孩子抱著玩偶睡。

減少灰塵的方法
不可將書本、玩具
隨意放置
小東西不要放在架子上，
而應該收在玻璃櫃裡

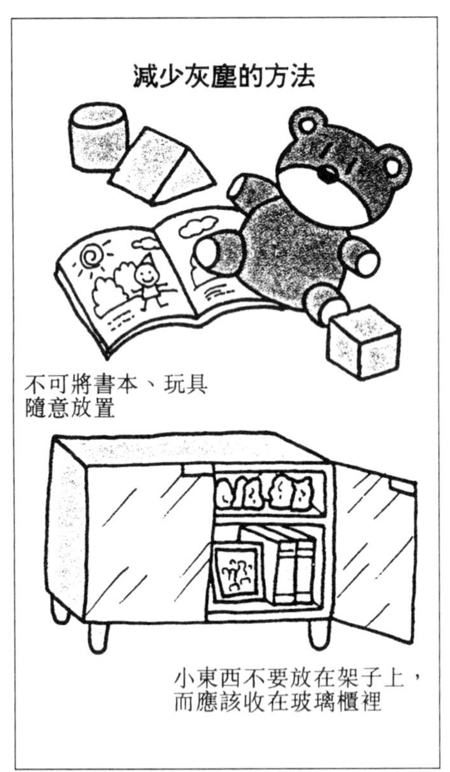

**◆塑膠製品的防塵方式**

由於靜電具有吸附灰塵的作用，照明器具的蓋子、電視機、音響、電腦等，很容易聚積灰塵。

某些潤絲精或柔軟劑含有抑制靜電的成分，只要取少量加水輕輕擦拭，便較不容易聚積灰塵。

# 冷暖氣及空氣清淨器的正確使用方法

暖氣可以防治空氣污染，而在防治螨蟲方面，則可使用電毯。除濕器對防螨也具有效果，加濕器則相反地會促進螨蟲及黴菌的生長。

## ◆冷暖氣具有防治空氣污染的作用

火焰直接燃燒的電爐及瓦斯爐，會造成空氣污染(※1)。而燃燒時產生的水蒸氣，則會增加濕度，形成適合螨蟲生長的環境。在暖氣方面，最好使用主機在室外的機種。

冷暖氣等家電用品，最注重空氣是否流通，因此必須定期檢查濾網。堆積在濾網上的灰塵、黴菌，會經由通氣孔散佈到屋內各處。濾網的清潔方式除了用吸塵器之外，有時還要用水清洗。

有關地毯的防螨對策，冬天當地板溫度很低時，可將電毯鋪在地上，保持五十度高溫約二～三小時，即可殺死螨蟲。必須提醒各位的是，螨蟲的屍體及糞便會成爲過敏原，因此在將其殺死之後，還要仔細用吸塵器把四周吸乾淨。

冷暖氣可以使室內保持舒適的溫度，但同時也導致蟎蟲孳生。如果能在白天把暖氣關掉、將窗户打開，讓新鮮空氣及陽光進來，對於減少蟎蟲數量多少有點幫助。

## ◆空氣清淨器具有效果嗎？

日本的某些醫院，對於過敏會採取所謂的「清淨室治療法」(※2)。其方法是在病房內裝設高性能的空氣清淨裝置，然後讓病人在裡面待上三～四週，其間則將蟎蟲及其糞便等過敏原完全摒除在外。

這個方法並非針對異位性皮膚炎進行治療，而是將引起皮膚炎的過敏原摒除的治療方式。對蟎蟲過敏原非常敏感的人來說，這個方法頗具效果。另外，由於治療後已經斷絕了因蟎蟲過敏原而形成惡性循環的可能，因此患者可以長時間保持舒適的狀態。

在家中也可以自備大型的高性能空氣清淨裝置，只是其價格並不便宜，再加上是屬於醫療用途，所以在購買之前，最好先和醫生商量。

可能的話，不妨先租一台試試看，比較一下使用前後症狀的改變，再決定是不是要自己買一台。

一般所用的空氣清淨器，價格約在日幣一～十萬之間。

日幣一～二萬的空氣清淨器，多半是利用風扇巡迴的方式將空氣吸進來，並透過濾網加以過濾的過濾式。由於只是將周圍的空氣吸入，性能並不是很好。

電子集塵式的價格約在日幣四～五萬之間，主要是利用集塵系統將灰塵集中處理，性能相當不錯。

一般家庭用的空氣清淨器，當然不像醫院裡的清淨器那樣具有醫療效果，不過有的人卻認爲，使用之後症狀的確減輕了。

## ◆除濕機

打開窗戶，讓外面的新鮮空氣進來，也是一個很好的防蟎方法。不過，這個方法只適用於家中有人留守的家庭。大部分時間都沒有人在的家庭，這個辦法似乎行不通。這時，除濕機對於防蟎也能發揮其效果。

※1 石油、瓦斯燃燒後釋放出來的氮氧化物，會污染空氣，在經由呼吸道呼吸以後，會產生IgE抗體而容易引起過敏反應。

※2 採取清淨室療法時，爲了將蟎蟲抗原完全去除，患者不能走出這個房間，並且限制會客，窗戶也只能開道小縫以利空氣流通。

# 絕對不能飼養寵物嗎？

動物本身並不是過敏原，只是當你在室內飼養時，牠會成為蟎蟲大量繁殖的主要原因。如果想要治癒異位性皮膚炎，就不可在室內飼養動物。另外，觀葉植物也是蟎蟲增加的原因之一。

## ◆小狗、小貓、小鳥最容易引起過敏

包括小狗、小貓、小鳥、腮鼠、天竺鼠等哺乳類和鳥類在內，都是引起過敏症狀的原因之一。那是因為，這些動物身上的毛、體垢和皮屑，都是會引起過敏反應的過敏原(※1)。

尤其是貓，更是一大問題。貓經常舔自己身上的毛，而其唾液即為過敏原。儘管每個人的反應不同，但確實有人在抱了貓之後，引起了異位性皮膚炎。

動物身上的體垢和皮屑，是蟎蟲的主要食物來源。由於動物的體垢、吃的食物碎屑及排泄物會隨著走動而散佈開來，因此地毯的毛縫、榻榻米及木板的縫隙之間，經常會有大量蟎蟲產生。可以說，動物是家庭內蟎蟲大量繁殖的原因之一。

## ◆毫無對策可言

或許你經常清掃寵物身上的毛及灑落的食物，但是清潔的程度畢竟有限。換言之，我們不可能將動物的體垢和皮屑完全清除。

即使你是把寵物養在屋外，但是在抱牠、摸牠的過程中，自然就會接觸到過敏原。有些人以爲烏龜、蜥蜴等爬蟲類比較不會引起過敏，殊不知牠們所分泌的唾液、粘液，本身就是過敏原。另外，寵物所吃的東西和排泄物，會弄髒屋內，促進蟎蟲的繁殖。

在家裡弄個水族箱養養金魚、熱帶魚，或許很賞心悅目，卻很容易孳生黴菌。一旦黴菌飄浮在空氣中，就會成爲過敏原。

由此所得的結論是，如果你想治癒異位性皮膚炎，就不要在家裡養寵物。而且，症狀雖然改善了，但體質並未改變，一旦飼養寵物，將會導致症狀再度惡化。

換言之，你必須「治癒、飼養」之間作一個選擇。

## ◆家中已經養有寵物時

如果家中已經養有寵物，那該怎麼辦呢?萬一寵物已經和家人建立情感，成爲家中的一份子，那麼處理起來就更棘手了。

有關寵物與症狀之間的關連，不妨先向醫師問明詳情，再來考慮對策。

當醫師要求你立刻放棄飼養，但寵物的主人卻是孩子時，首先必須向孩子說明，讓他瞭解你之所以要把他的寵物送走，是爲了早日治癒皮膚炎及爲免引起進行性過敏。

比較困難的情況是，如果該寵物是由兄弟姐妹們長時間飼養的，那麼就算孩子答應把寵物送走，心中還是難免會感到不滿、不公平。因此，除了充分溝通（※2），取得孩子的諒解之外，別忘了還要向孩子表示感謝。

## ◆不要在室內擺放觀葉植物

觀葉植物的土壤，是促使蟎蟲孳生的根源，而植物的汁液則會刺激皮膚，引起濕疹。所以，盆栽植物最好不要放在室內。

※1　近來有很多過敏案例是因爲養狗引起的。

※2　實在無法說服時，可以請醫生或護士向孩子說明。

# 如何針對心理因素加以治療？

對於異位性皮膚炎的症狀，心理因素也起了很大的作用。這時，需要借助心理療法來紓解壓力。

## ◆以家族療法切斷家族的惡性循環

心理因素並非異位性皮膚炎的直接原因，然因複雜的作用交錯，使其成爲原因之一。心理的要因與發癢有關。

當心理的不滿無法向他人訴求時，會變得焦躁，使皮膚變得更癢而拚命地抓癢。一旦皮膚抓傷，會使症狀惡化。以孩子爲例，會以抓癢來表現其心理狀況。在抓癢的深處，也訴説孩子不滿於父母的干涉，或因成績不良而遭受責備，或因父母的偏心等，這都是會導致家族的惡性循環。

切斷利用抓癢來表達不滿心理的家族式的惡性循環，以減輕症狀，這種療法就稱爲

「家族療法」。

治療者要召集家人，進行多次的協調，或對家族成員進行心理治療。

家族療法的重點，在於夫妻間的溝通。對於罹患異位性皮膚炎的孩子的治療，應由雙親同心協力來進行。如果單靠母親來承擔，則會導致家族的惡性循環。

## ◆讓他抓癢的逆向療法

家族療法之一，就是利用遊戲化讓小孩盡情地抓癢，此即所謂的「逆向療法」。亦即讓孩子在家中成員的面前下意識地去抓癢，然後家人扮演不同的角色，有的人叫他「不要抓了」，有的人則叫他「再抓」，在一定期間進行這個遊戲。

通常，孩子都會被大人警告說：「別抓了，再抓皮膚就爛掉了！」但這反而會讓孩子反抗而想要求自我表現。如果當成遊戲讓他自由地抓癢，他的心理會比較平衡，反而不想再抓了。

## ◆利用心理療法紓解壓力

當過敏原進入過敏患者的體內時，也未必會出現症狀。尤其隨著年齡的增長，這種現象會更爲明顯。

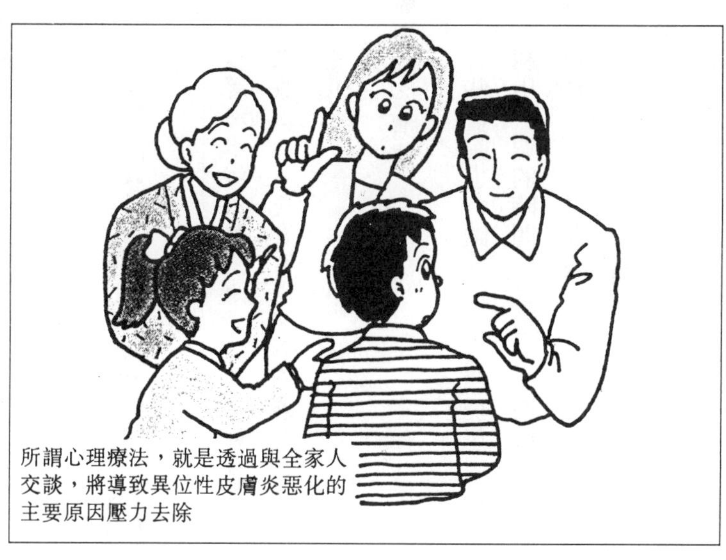
所謂心理療法，就是透過與全家人交談，將導致異位性皮膚炎惡化的主要原因壓力去除

理由在於身體的機能發達，同時，在心理層面也日趨成熟。隨著年齡的成長，情緒較爲穩定，因此，症狀也能夠減輕。

不要將壓力積存於體內，而使其得到解放的狀態，這就是所謂的心理療法。心理療法包括心理諮商、催眠等，有各種不同的方法(※1)。

※1　大人的絕食療法與異位性皮膚炎的身心療法，近來成爲熱門話題。絕食或許能夠調整身體功能，但是卻會導致抵抗力降低、異位性皮膚炎惡化或引發其它感染症。爲了安全起見，千萬不可單憑自己的判斷就貿然採行。

# 何謂海水浴療法、溫泉療法

藉著海水浴治療皮膚的方法，即稱爲「海水浴療法」。而利用溫泉治療，即是所謂的「溫泉療法」，是自古以來就存在的民間療法。然因溫泉成分的不同，有時反而會使症狀更爲惡化。

## ◆海水浴療法

有些醫院也會讓異位性皮膚炎患者進行海水浴療法。

利用一週的時間住進近海的醫院，每天上午一小時、下午兩小時進行海水浴。其次以溫水淋浴，再塗抹軟膏，或依症狀來塗抹類固醇劑。

最初的一、兩天會產生刺痛感，到了三、四天，發癢症狀減輕，一週後濕疹去除。這種狀況會持續數個月。

海水浴對異位性皮膚炎有效，主要原因在於能發揮洗淨皮膚及紫外線的效果所致。

在家中也可以進行海水浴療法。可將粗鹽溶化，沐浴後，用鹽水淋浴，最後再利用溫水淋浴。不過，海水與鹽水都是刺激性極强的水，在治療之前，宜和醫師商量，以免造成症狀惡化。

## ◆用鹽洗臉會產生反效果

民間療法中有利用粗鹽來洗臉以治療異位性皮膚炎的方法，但用粗鹽摩擦臉部，會造成强烈的刺激。

健康者這麼做，也許能使角質脱落，讓肌膚變得更爲光滑，但是異位性皮膚炎的皮膚喪失皮膚的保護膜，所以會傷害肌膚。

## ◆溫泉療法未必對任何人都有效

昔日的人會利用溫泉來治病。有的人借助溫泉療法而治療異位性皮膚炎，但也有人卻因實行溫泉療法而導致皮膚惡化。

如果一日數次且長期間的實行溫泉療法，確實會引起皮脂脱落，造成皮膚乾燥。

溫泉的某些成分會刺激皮膚，尤其是酸性泉、硫黃泉(※1)、硫化氫泉、明礬礦泉，刺激性强，易導致皮膚糜爛。但是廠商或經營者仍會説明其具有「止癢」、「治療慢性濕疹」、「治療皮膚病」的效果。在使用前，宜多加留意。

換言之，要了解溫泉的成分，以確認其是否為刺激性(※2)的物質。在進行溫泉療法之前，最好先和醫生商量。

## ◆具有放鬆身心的效果

溫泉(※3)應該具有放鬆身心的效果，如果其成分能夠給予皮膚適度的刺激，促進血液循環，就能改善皮膚的症狀。

溫泉並不能改善體質，關於其有效成分，目前不得而知。就如同民間療法一樣，溫泉療法的效果因人而異。

※1　硫黃自古即被用來去除角質，但此法只對角質化的皮膚病有效，應用於異位性皮膚炎上反而會增加癢度，使皮膚狀態更形惡化。

※2　一般是指對身體刺激性較小的單純泉。所謂單純泉並非指其成分單純，而是指所含成分較少的溫泉。日本許多著名的溫泉，都是屬於單純泉。

※3　在家裡也可以泡溫泉澡，必須注意的是，溫泉水因為重複使用的緣故，可能不太乾淨。

# 食用油能夠改善體質嗎？

最近有利用潛意識地攝取α—亞麻酸系列的油脂來改善過敏的療法。紫蘇或魚油中富含α—亞麻酸系列的油脂。最近魚油因爲能夠預防腦梗塞與心肌梗塞而蔚爲話題。魚油中所含的廿二碳六烯酸（DHA）與廿碳五烯酸（EPA）即屬於α—亞麻酸系列的脂肪酸。

## ◆脂肪的攝取失調會導致過敏嗎？

最近的二十～三十年間，國人的脂肪攝取量(※1)大幅增加。昔日的飲食以煮、烤爲主，但是現在炒、炸的食物屢見不鮮。同時，蔬菜的攝取量也大幅地減少，以沙拉取而代之。

除了量增加之外，質也產生了很大的變化。一九五五年代以前，蛋白質的來源是沙丁魚(※2)、竹筴魚、秋刀魚等。但是一九五五年代以後，魚的攝取量大幅地減少，以肉類取而代之。其結果，造成魚油攝取量減少，肉類的動物性脂肪增加。

構成油的脂肪酸，大致可分爲三種：

①大多包含於動物性脂肪中的飽和脂肪酸。

②大多包含於魚油或紫蘇油中的α—亞麻酸。

③大多包含於植物油中的亞油酸。

想要擁有健康的生活，就要均衡地攝取這三種脂肪酸。

然而，由於大量地攝取肉類，也使得大量的飽和脂肪酸被攝入體內。同時，藉著利用植物油來調理肉，也使得亞油酸的攝取量增加。再加上很多人認爲植物油較動物油脂爲佳，使得亞油酸更是被大量地吸收，而α—亞麻酸的攝取量銳減。

在這種失調的情況下，使得國人也和歐美人一樣，腦梗塞與心肌梗塞的患者激增。然而，這也證明了亞油酸與α—亞麻酸的不平衡與過敏有關。

## ◆α—亞麻酸能降低過敏性

一旦引起過敏反應時，會釋放出無色三烯，及前列腺素這些會引起發炎的物質，而產生皮膚炎等過敏症狀。

無色三烯與前列腺素是由亞油酸與α—亞麻酸所製成的，但是亞油酸所製造出來的東西，其作用較强，而α—亞麻酸所製造出來的東西，作用較弱，這是其特徵(※3)。

國人的亞油酸攝取量比α—亞麻酸的攝取量多，或許這正是造成過敏性病患者增加的原因吧！

但也不能因爲α—亞麻酸對身體好，就棄亞油酸而不顧，放棄植物油的攝取而拼命地吃魚。對身體而言，亞油酸也是重要的物質。亞油酸攝取不足或α—亞麻酸攝取過剩，也可能會引起别的症狀。一味地吃魚，也可能會出現魚過敏。因此，求取均衡的飲食，才是通往健康之道。

在這種前提下，於是有人借助攝取α—亞麻酸系列的油脂來降低過敏。亦即攝取二十碳五烯酸或由白蘇種子所提煉的紫蘇油等來加以治療。另外，對於飲食油脂的攝取，也以魚爲主。

※1　一九五〇年代，脂肪的攝取量一天約二十公克，八〇年代則爲六十公克，在短短三十年間增加了三倍。

※2　現代人對沙丁魚、竹筴魚、秋刀魚等大衆化魚類的消費，比一九五〇年代減少約五分之一。

※3　α—亞麻酸系的無色三烯$B_5$，其作用只有亞油酸的無色三烯$B_4$的三十分之一。

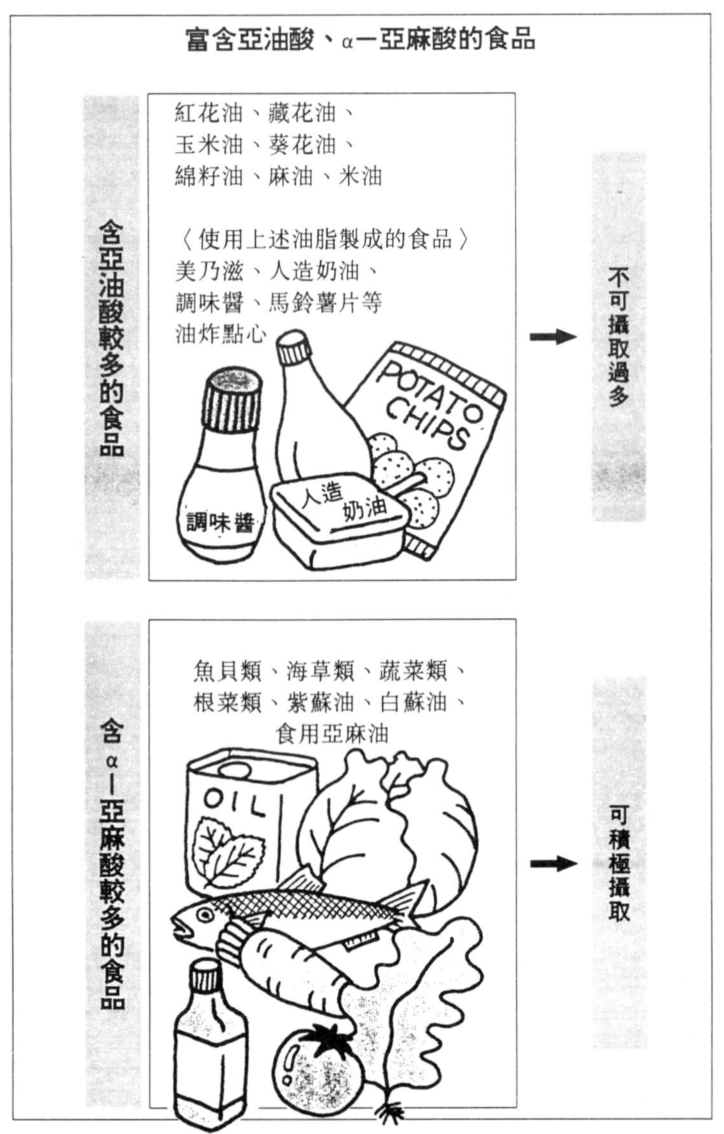
富含亞油酸、α－亞麻酸的食品
含亞油酸較多的食品
紅花油、藏花油、
玉米油、葵花油、
綿籽油、麻油、米油
〈使用上述油脂製成的食品〉
美乃滋、人造奶油、
調味醬、馬鈴薯片等
油炸點心
POTATO CHIPS
人造奶油
調味醬
不可攝取過多
含α－亞麻酸較多的食品
魚貝類、海草類、蔬菜類、
根菜類、紫蘇油、白蘇油、
食用亞麻油
OIL
可積極攝取

# 漢方藥有效嗎？

漢方是在長時間內以提升人體自然治癒力爲目的的治療法。並不是以抑制發癢、濕疹物治療目的，而是利用類固醇藥劑抑制症狀之後，再併用抗過敏劑等而進行輔助療法。

## ◆漢方的輔助手段

漢方藥(※1)具有數千年的歷史。最近，對生藥成分進行化學、藥理學的研究，就西洋醫學的觀點來看，確實存在某些效用，並重新給予評估。

西洋醫學療法的特徵是，能夠產生速效性，這也是漢方療法所不及的。但是漢方療法著眼於改善生物體的平衡，使免疫機能活性化，提升自然治癒力。經由持續治療，能逐漸地改善症狀或治療疾病。

因此，漢方藥雖然不能馬上減輕或消除痛苦，但卻能夠改善體質。以異位性皮膚炎爲例，如果不能夠及時止癢或去除濕疹，就會導致症狀的惡化。這時，可以漢方藥當成輔助手段。先利用類固醇劑等抑制症狀，再併用抗過敏劑等，就能夠見效。

了解漢方藥的性質與目的，是很重要的。在使用漢方藥的同時，也要視症狀的需要而使用類固醇劑。

## ◆漢方藥的副作用以濕疹居多

一般人都認爲漢方藥沒有副作用，能夠安心地使用，其實不然。對於身體而言，漢方藥也算是一種異物，因此也會產生副作用。

而且，由於漢方藥是生藥，所以易產生過敏性的副作用，其中又以濕疹較爲常見。因此，利用漢方藥來治療異位性皮膚炎時，需要愼重。

如果服用後出現疹子，則要和醫生商量。對於副作用的濕疹，只要中止服用，就能夠痊癒。

## ◆同樣的症狀藥物也不盡相同

很多人會相信雜誌的介紹，而輕易嘗試對異位性皮膚炎有效的漢方療法。然漢方治療需針對個人的體質與症狀來下藥。即使是同樣症狀，但因個人體質的不同，所投與的處方也不同。如果藥物與體質不合，就無法奏效，甚至會產生副作用。

漢 方
漢方
漢方也會引起副作用，
使用前應該先和醫師商量

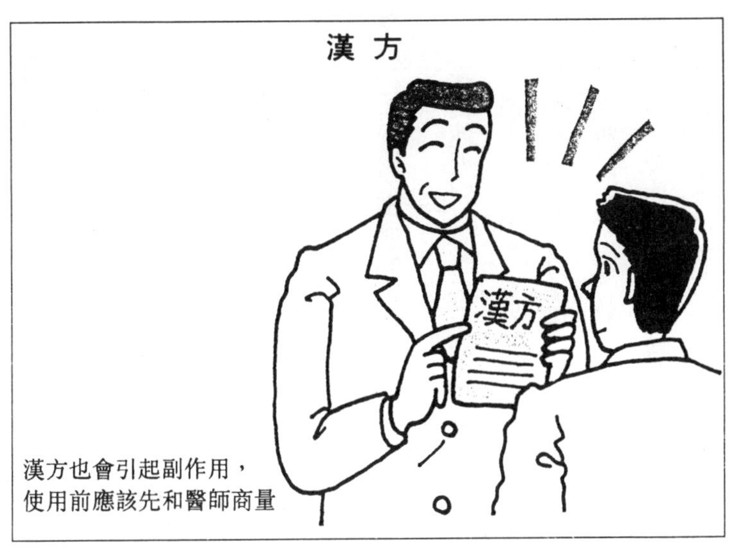

同時，漢方藥不只給予一種藥，醫生會依患者的症狀和體質而投與數種類的藥物。即使是經驗豐富的醫生，也不見得第一次診斷就能藥到病除。

※1　漢方是綜合體質、體力及症狀而決定藥方的。這種綜合診斷稱爲「證」，根據證可以斷出「陰陽」「表裡」「寒熱」「氣血」等。漢方治療是根據證來下藥治療，故又稱爲「隨證治療」。

# 可以嘗試民間療法嗎？

很多人會相信雜誌所介紹的偏方而嘗試治療。但我希望在你嘗試之前，先和醫生商量一番。

## ◆進行有醫學根據的治療

看到他人因爲嘗試某種民間療法而得以痊癒時，相信同病相憐的患者也想一試吧！

不過，通常醫生會以「沒有醫學的根據」而加以阻止。如果你仍然不肯放棄民間療法，那麼不妨一方面接受目前正在進行的治療，一方面嘗試其他的療法。

但這些民間療法的效果具有個人差異，未必人人都能治癒，甚至嘗試(※1)這些民間療法之後，反而導致症狀惡化。

當然，如果因此而得以痊癒，那也是可喜可賀之事。

## ◆事先與醫生商量

不過，在嘗試這些民間療法之前，請務必事先和醫生商量。如果對身體有益，就不妨一試。但是，若一開始就得知它會導致皮膚惡化，那還是避免(※2)嘗試吧！

此外，這與醫院的療法也有關係。如果兩方面都是使用類固醇藥劑，則就等於服用二倍量的類固醇，可能會因此而造成危險。

尤其是對於下列事項，更是要和醫生商量。

①服用什麼藥。

②塗抹什麼藥。

③當你對這種作法感到懷疑時。

※1　一聽說某種方法有效就加以採用的作法，不僅無法收到效果，反而還會使身體及皮膚狀態趨於惡化，可說有百害而無一利。

※2　有時花大筆金錢未必就能收到療效，如果你有花大錢就能治好病的觀念，請儘快改正過來。

## 乳糖不耐症

有些大人在飲用牛奶後，會出現下痢或腹痛的症狀，然這並不是食物過敏。

這是因腸內缺少能夠分解牛奶成分中的乳糖的「乳糖酶」這種消化酵素所致。在嬰幼兒時期，體內含有大量的乳糖酶，然而隨著年齡的增長，而逐漸地減少。

國人不像歐美人那般大量地攝取乳製品，因此，體內乳糖酶的分泌減少。

畢竟日本不是畜牧民族，國人的大人隨著乳製品攝取量的減少，使得乳糖酶的需要量也減弱了，因此，飲用牛奶後，就會因乳糖不耐症而引起腹痛與下痢。

## 紫外線治療

成人的異位性皮膚炎，可利用紫外線照射來治療，稱爲「PUVA療法」。

紫外線依其波長可分爲三種，亦即可使皮膚變黑的紫外線A、會引起晒傷、水泡的紫外線B及與發癢有關的紫外線C。所謂的PUVA療法，即以人工方式用紫外線A照射在患部，藉此抑制異位性皮膚炎的方法。

患者首先必須喝下一種名爲「蘇拉連」的藥物，然後才接受紫外線照射。蘇拉連只有在照射紫外線時才顯現效果，能夠使免疫功能恢復正常。

當然，一般的日光浴也具有效果，但是對異位性皮膚炎而言，PUVA療法更有效。

不過，PUVA療法必須住院進行。

# 生活篇

# 生活中的治療及對策

# 檢查所有會直接接觸肌膚的東西

皮膚一旦受到刺激，症狀就會趨於惡化。因此，所有直接接觸皮膚的東西，都必須逐一檢查，看看是否就是導致發癢及濕疹惡化的原因。

## ◆注意暖氣不可太強

暖氣固然可使身體暖和，但同時也會使癢加劇。如果身上又穿著厚重的衣物，則猶如雪上加霜。人在感覺到癢時總會忍不住用手去抓，致使皮膚受傷流血或糜爛，結果反而導致症狀惡化。另外，暖氣房內乾燥的空氣，也會使皮膚變得更加乾燥。

異位性皮膚炎患者在其日常生活中，必須謹守三大原則：「較弱的暖氣、微溫的洗澡水、較薄的衣服」。

對異位性皮膚炎患者而言，自己身上的汗水、體垢也會造成刺激，使症狀惡化。由於睡覺時容易出汗，因此早上起來後，最好換掉身上的內衣。

有些人之所以會在背部長濕疹，就是因爲流汗的緣故。爲了防範未然，早上起來後一定要更換內衣。

## ◆注意殘留在衣服上的化學物質

洗衣時，必須待洗衣粉充分溶解於水中後再把衣服放進去。如果先放衣服再倒洗衣粉，則洗衣粉會附著在衣服上，任憑你再怎麼洗也無法使其脫落。尤其是濃縮洗衣粉，更是難以溶解，故必須非常小心。

再者，洗衣糟內只要放入八分滿的衣物即可，讓衣服可以在水中充分運動。

爲防剛洗好的衣服太硬刺激皮膚，很多人喜歡加上衣物柔軟劑。其實這麼做並不好，因爲這不但會造成化學物質殘留，而且還會妨礙衣服對水分的吸收。

新買的衣服最好先下過水再穿，藉此將殘留在表面的化學物質去除。另外，位於頸後的標籤容易刺激皮膚，應該先將其剪掉。

## ◆避免衣服所造成的刺激

附有絨毛的毛衣、堅硬的牛仔布等衣服，很容易刺激皮膚。可能的話，衣服（※1）最好選擇吸汗力強、透氣性佳的純棉質料。

當然，也要避免會對皮膚造成摩擦的樣式，尤其是手臂部分，更要注意雙手是否能自由活動。如有必要，可將袖子折起來。

## ◆儘量選用純棉被套

毯子因爲有很多小絨毛，又容易沾灰塵，最好加上被套以免直接碰觸肌膚。至於被套，應儘可能選擇純棉製品。

枕頭套和被單，當然也是純棉質料較好。爲了確保清潔，還要經常換洗，並避免上漿或使用柔軟劑，儘量晾在太陽底下晒乾。不過，早春時節或風大時，花粉和灰塵較多，因此最好用烘衣機烘乾，不要拿到屋外去晒。

## ◆金屬飾品也會成為過敏原

飾品的金屬成品(※2)在溶於汗水而殘留在皮膚上，成爲過敏的原因。通常，在接觸金屬的皮膚上，會出現濕疹。尤其是在夏天，更容易出現這種現象。

如果罹患異位性皮膚炎的是小孩子，當他碰到母親身上的飾品時，很容易刮傷皮膚。如果非戴不可，最好檢查一下飾品是否有刺或太過尖銳。當然，除非必要，平常最好不要佩戴飾品。

## ◆發癢時不要化妝

近來有很多標榜不含刺激性、具有保濕效果、能恢復皮膚機能的化妝品陸續問世。基本上，化妝品應該是在皮膚健康的情況下使用的。當出現濕疹或發癢時，最好不要化妝。另外，一旦化妝品會使皮膚產生刺痛感，就必須立即停止使用。

不必化妝，只要塗上口紅，就會使整個臉部變得明亮起來。

當孩子罹患異位性皮膚炎時，母親在家的時候，應儘量不要化妝。

刮鬍子時，由於必須深入表皮才刮得乾淨，因此很容易導致皮膚炎惡化。爲了安全起見，最好使用電動刮鬍刀。再者，爲免傷及皮膚，刮時不可太過用力。

刮鬍子所用的刮鬍水或肥皂，也很容易對皮膚造成刺激。

爲了增進舒爽的感覺，刮完鬍子後所用的乳液或刮鬍水中，多半含有殺菌劑或酒精，而這些物質對皮膚具有刺激性，應儘量避免使用。能夠什麼都不用那當然最好，萬一非用不可，也要儘可能選擇刺激性較小的乳液或保濕乳霜。

## ◆洗碗精的正確使用方式

富貴手之所以很難治癒，原因就在於雙手經常都會受到刺激。以孩童爲例，特別是喜歡玩泥沙的孩子，由於泥沙、粘土會刺激皮膚，因而往往很難治癒。

至於腳部的濕疹遲遲無法痊癒，則是因爲穿著橡膠鞋的緣故。選購鞋子時，應透氣性佳、方便經常清洗爲首要條件。

成人的富貴手，主要是由洗碗精(※3)所引起的。洗碗精應該以一．五c.c.對一公升的比例加水稀釋後使用。可惜的是，很多人喜歡將未經稀釋的洗碗精直接倒在海綿上，來清洗鍋碗瓢盆。在這種情況下，皮膚當然會受到很大的傷害。

富貴手非常嚴重的人，在從事必須碰水的工作時，一定要戴手套以保護雙手。不過，手套裡面經常藏污納垢，尤其是橡膠手套，結果反而成爲引起過敏的原因。爲了保護雙手，最好先戴上棉質手套，然後再套上橡膠手套。而棉質手套必須經常更換、清洗，以免因沾染汗水而引起濕疹。如果你嫌清洗棉質手套麻煩，不妨改用另一種薄薄的塑膠手套，用過即丟非常方便。

在從事清洗工作之前和之後，都必須擦護手霜，同時還要注意護手霜中是否含有維他命E。

維他命E會促進血液循環，使發癢症狀加劇，不適合異位性皮膚炎患者使用。

※1　小孩子經常會在大人身上爬上爬下，因此家人的衣服應選擇柔軟的質料，儘量避

## 對肌膚刺激的查核

- 內衣是否經常換洗
- 衣服上是否仍然殘留著洗衣劑
- 是否穿著套頭毛衣等會有刺癢感的衣服
- 是否穿著硬梆梆的牛仔布等質料的衣服
- 寢具的被套是否爲純棉質料
- 是否配戴金屬飾物
- 是否化妝？
- 是否使用電動刮鬍刀、刮鬍水或刮鬍乳液？
- 洗碗精是否烯釋後再使用
- 從事清潔工作時是否戴上手套以保護手部

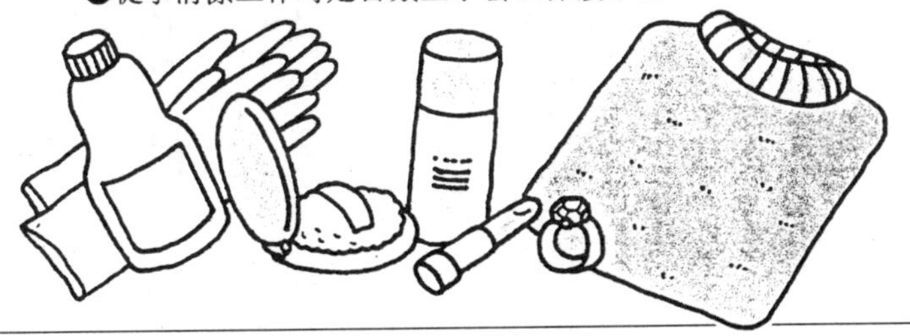

免穿著有尖尖、刺刺的或硬梆梆的衣物。

※2 對補牙所鑲的金屬過敏的例子雖然很少，但確實發生過。

※3 從事清潔工作十五分鐘後調查皮脂的脱脂率，結果發現，如果只是碰觸清水，則脱脂率爲四〇%、使用肥皂的脱脂率爲七〇%、使用合成洗劑的脱脂率爲九〇%。

# 日常飲食生活的查核

為免食物成為過敏原或再度引起過敏反應，飲食內容力求均衡，並且求其少量、多樣化，乃是重點所在。

## ◆同一種食物不可反覆攝取

為了避免引起食物過敏，同一種食物(※1)不可持續大量攝取。換句話說，最好每天都吃不一樣的東西。

習慣早上喝牛奶的孩子，往往早上一杯牛奶、中午吃點炒的飯菜、晚餐則是以肉類料理為主，飲食內容一成不變，毫無變化可言。

在決定菜單時，應該以五天或一個禮拜為循環，儘量選擇不同的材料、用油及調理方法。此外，調味料也不要老是用味噌或醬油，這樣才能確保均衡的飲食。

**◆適度的油脂**

長時間使用大量油脂來烹調食物，會促使異位性皮膚炎惡化。那是因爲，油脂加熱後會與酸氧結合，形成過氧化脂質。而過氧化脂質會刺激皮膚，引起發炎症狀。

雖然油脂不宜攝取過多，但缺乏時也會導致皮脂分泌減少，進而影響皮膚的健康。因此，油脂的攝取必須適量。

**◆不可大量攝取會引起發癢的蔬菜**

在假性過敏原部分（參考九十二頁）曾經提到，有些蔬菜含有會使身體發癢的物質，例如菠菜、竹筍、小黃瓜、草莓、蘋果等。一般正常的飲食應該沒有什麼問題，但是有些人爲了節食，只好拼命吃小黃瓜，結果卻導致全身發癢。

引起發癢的過敏物質可溶於水，只要採用煮食方式，應該不會有太大的問題。

**◆食物必須充分煮熟**

加熱後的食物利於消化，而且可減低其抗原性，只是調理時間必須長到足以將其煮熟。

用微波爐作業的風氣愈來愈普遍了。不過，利用微波爐烹調時，蔬菜本身所含的過敏物質會殘留下來。由於這些過敏物質可溶於水，因此對異位性皮膚炎患者而言，將蔬菜用水煮過再吃，似乎是比較適切的調理法。

## ◆控制加工食品的攝取

加工食品中的食品添加物，雖然不會成爲過敏原，但是當在體內大量蓄積時，很可能會引起過敏。原則上，每一種食品中添加物的量都很少，但在持續每天攝取各種加工食品的情況下，累積起來的量就相當可觀了。

添加物當中，黃色四號色素、黃色五號色素、紅色二號色素、紅色一〇二號色素等，會導致對阿斯匹林過敏，引起氣喘、蕁麻疹、鼻炎等症狀。

另外，在乾菜（葫蘆乾）、蒟蒻粉、明膠中當漂白劑使用的亞硫酸鈉，會引起濕疹。

爲了避免症狀惡化，平常最好少吃加工食品。

※1　日本人大豆的攝取量相當高，故大豆爲三大過敏原之一。反之，美國人吃玉米多過大豆，因此有所謂的玉蜀黍過敏問題。

# 生活環境的查核

生活環境中的灰塵、蟎蟲、黴菌等，都是導致異位性皮膚炎的原因及惡化因子。治療雖然能夠改善症狀，但如果不能保持生活環境的清潔，終究還是會再度復發的。

## ◆周遭環境中是否充滿灰塵？

灰塵當中的蟎蟲、蟎蟲糞便及其殘骸，是造成異位性皮膚炎的主要原因。在生活環境上，傢俱儘量減少、地板和架子上不要放置太多東西，都是減少灰塵的有效方法。

其次，一天至少要用吸塵器打掃二～三遍。尤其是灰塵較多的臥室，更要注重清潔。堆積在窗簾上的灰塵，會隨風四處飛散，所以要經常換洗。而房子的角落也很容易堆積灰塵，應利用吸塵器仔細清掃。另外，冷氣機的濾網，也要常常用吸塵器吸一吸。

傢俱與傢俱之間的縫隙，也是容易堆積灰塵的地方，一個禮拜至少要有一天進行徹底的清掃。

◆**寢具是否經常拿出去晒太陽？**

寢具是蟎蟲孳生的最佳場所，因此在天氣晴朗時，一定要經常拿出去晒晒太陽。

至於填充玩具，最好不要讓孩子抱著睡。如果無法禁止，那就應該選擇容易清洗的填充玩具。寢具也是一樣，要選擇適合經常清洗的材質。

◆**儘量不要使用地毯**

地毯提供了蟎蟲適合生長的環境。尤其小孩子經常坐在地上，一旦鋪設地毯，皮膚與蟎蟲抗原直接接觸的結果，就是引起異位性皮膚炎。

因此，除非必要，否則最好把地毯拿掉。

◆**室內的通氣性是否良好？**

蟎蟲在空氣流通、濕度低的環境下，比較不容易生長。此外，通氣性佳還有助於防止黴菌生長。在擺放傢俱時，必須注意的是，每個房間至少要留一個便於空氣流通的通風口，好讓新鮮空氣進入。

窗户要經常打開，以利於空氣流通。有人在屋內時，其呼吸及汗水會使濕度上升。以

## 生活環境的查核

- ●架子、地板上是否推滿了雜物。
- ●是否每天好幾次使用吸塵器進行打掃。
- ●窗簾是否經常換洗。
- ●冷氣機的濾網是否定期清洗。
- ●傢俱與傢俱之間是否定期清掃。
- ●寢具是否經常拿出去晒太陽。
- ●填充玩具是否經常清洗或放在太陽底下晒。
- ●家中是否鋪設地毯。
- ●室內的通風狀態是否良好。
- ●是否經常打開抽風機。
- ●浴室、廚房是否經常打開抽風機。

一個四個半榻榻米大的房間爲例，爲了防止濕度上升，平均每一個小時要打開窗户五分鐘。

浴室(※1)是家中最容易潮濕的地方，爲了排除濕氣，一定要裝上抽風機。爲免浴室內的水氣擴散到其它房間，洗完澡後務必要將窗户打開。

另外，烹調所產生的水氣，也會使屋內的濕度上升，因此在烹調過程中一定要打開抽風機。

※1　浴室裡的浴簾、腳墊等，最好也能每天晒晒太陽以保持乾燥。

# 心理因素的查核

心理因素如壓力、焦躁等，不僅容易導致異位性皮膚炎，同時還會使症狀惡化。這時除了找出導致症狀惡化的原因之外，還要設法使其影響力減至最低。

## ◆什麼時候會發癢呢？

發癢的原因很多，例如，吃了過敏原食物、流汗或接觸到有著細毛的衣物等等。

此外，欲求不滿、過分壓抑情緒、想要引起大人的注意，或父母在功課上逼得太緊而變得焦躁時，也會引起發癢症狀。

如果患者是個大人，不妨自行觀察自己在哪些情況下會發癢。如果患者是個孩子，則父母應該注意孩子多半在什麼時候抓癢，看看是否有脈絡可循。

## ◆患者為本人時

### ①是否能夠紓發壓力？

異位性皮膚炎本身就是一個很大的壓力。患者一方面要擔心皮膚問題、什麼時候才能痊癒，另一方面還要隨時注意居住環境是否保持乾淨，這些精神上的壓力其實是很大的。

爲了減輕不安的情緒，患者對於異位性皮膚炎應該具有正確的認識。

在蟎蟲對策及飲食療法方面，大多數人都無法徹底執行。因此，千萬不要太過苛責自己，只要盡力而爲，也就可以了。

聽聽音樂、做做運動等，都是紓解壓力的好方法。

### ②是否過度依賴醫師及藥物？

如果患者本身沒有痊癒的決心，再好的藥也沒有用。因此，爲了痊癒，患者一定要對自己有絕對的信心。

## ◆患者為小孩子時

### ①孩子對治療及疾病本身是否已有充分的瞭解？

在對病情、治療方式一無所知，卻被大人逼著要吃各種藥物及接受各種治療的情況下，孩子當然會感到焦躁不安，甚至產生反抗心理。

當孩子罹患異位性皮膚炎時，一定要先就爲什麼要進行治療，要進行什麼樣的治療等問題向孩子說明(※1)。一旦孩子有所瞭解，通常都會乖乖地配合治療。

**②父母是否有過度保護、過度干涉的表現？**

大人的過度保護(※2)、過度干涉，會砍傷孩子剛剛萌芽的自由性。對那些一心想要獨立的孩子來說，這更是一股很大的壓力。

事實上，讓孩子培養自主性，對於治療疾病反而有所幫助。

**③是否讓孩子盡情地玩？**

盡情地玩，是幫助孩子減輕壓力的最好方法。

小孩子最能展現自我的時刻，是在與其他小朋友一起玩時。換言之，與朋友一起盡情玩耍，是最好、最有效的心理療法。

**④父母之間是否互相配合？**

有關烹製斷食食品及徹底清掃的工作，一般都是落在母親身上。問題是，當所有與孩子有關的事都是由母親料理時，無形之中將會減少很多親子接觸的機會。

**⑤父母本身是否也承受著壓力？**

和孩子一樣，大人也可以透過運動、休閒活動及與朋友歡叙等來消除壓力。

※1　太小的孩子或許很難理解，但隨著年齡的增長，他們終究還是會理解的。

※2　父母太忙、親子之間沒有太多共處時刻時，孩子往往會故意抓癢，希望藉此引起大人的注意。所謂過猶不及，沒有時間陪孩子固然不好，但整天膩在一起也不見得有好處。

日常肌膚護理對策

# 如何鍛鍊肌膚？

對異位性皮膚炎而言，所謂的鍛鍊皮膚，就是進行肌膚護理。補充保濕成分，使皮膚保持在良好狀態。

## ◆不可為了保持清潔而過度去除皮脂

異位性皮膚炎最重要的，就是補充保濕成分，使皮膚維持良好狀態。所以，沐浴或擦汗過後，記得一定要立即塗抹凡士林。

汗水及污垢會使症狀惡化，因此保持清潔非常重要。「保持清潔而不傷及皮脂」，是異位性皮膚炎患者護理肌膚時的重點所在。

## ◆不可用乾布摩擦或冷水摩擦等方式來護理肌膚

罹患氣喘等過敏性疾病時，爲了刺激自律神經的機能、提升對感冒等的抵抗力，一般人會以乾布摩擦或冷水摩擦等方式來鍛鍊皮膚。但是，如果你罹患的是異位性皮膚炎，那麼絕對不可以用乾布摩擦的方式來鍛鍊皮膚。

罹患異位性皮膚炎時，只要有一點點機械性的刺激，皮膚就會受到傷害。例如，用毛巾擦拭皮膚時，皮膚表面的細胞會受傷、脱落，結果反而使得發癢加劇。至於用毛巾進行冷水摩擦，也是同樣的情形。

乾布摩擦的正確做法，是以輕輕按拍的方式來進行，這樣才不會傷害皮膚。另外，在洗完澡後渾身發熱時進行乾布或冷水摩擦，可以使皮膚的熱度降低，減少發癢的機率。

## ◆冷水浴具有降低體溫的效果

沐浴過後穿上衣服之前，可以用冷水再沖洗一遍，這對降低體溫、防止皮膚發癢頗具功效。不過，用冷水沖洗全身的刺激太大，因此只要洗下半身就好了。當然，你也可以在冷水裡加點熱水，用微溫的水沖洗全身。

## ◆輕微的日光浴

對大人來説，陽光是促使肌膚老化的主要原因。但是對於小孩子，陽光卻可以使其皮膚更加健康，並且提升全身的免疫功能。

值得注意的是，長時間在驕陽底下曝晒，反而對皮膚有害。除了晒黑、晒傷之外，大量排出的汗水也會對肌膚造成刺激。

因此，日光浴最好選擇在陽光比較柔和的時候進行，並以漸進的方式慢慢拉長曝晒的時間。

以夏天爲例，可以選擇早上或傍晚等比較涼快的時候進行。

不過，也有人抱怨在做過日光浴之後，皮膚會發癢或產生灼熱感。是以在晒太陽的同時，還要觀察皮膚的反應，只要沒有出現異常症狀，就可以安心地持續下去，反之，則必須立刻中止。

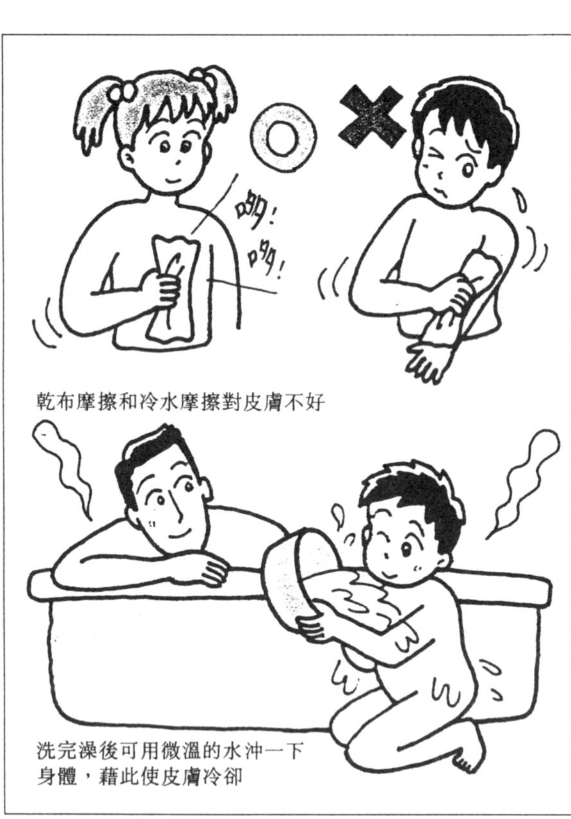

乾布摩擦和冷水摩擦對皮膚不好

洗完澡後可用微溫的水沖一下身體，藉此使皮膚冷卻

# 懷孕、授乳期間飲食的注意事項

爲免孩子具有異位性體質，婦女在懷孕期間，必須攝取各種食物，藉以求取均衡的營養。如果要在懷孕期間進行斷食，記得一定要先和醫生商量。

## ◆懷孕期間進行斷食的效果至今不明

當本身屬於過敏體質或家族中有人罹患過敏性疾病時，爲免腹中的孩子也成爲過敏體質，很多準媽媽會在懷孕期間採取各種預防方法。

懷孕期間母親所攝取的營養，一部分會經由胎盤進入胎兒體內。胎兒的免疫作用相當敏感，當體內有過敏原入侵時，立刻就會產生IgE抗體。換句話說，在他們出生之前，很可能已經因爲母親所吃的東西而形成過敏體質。

爲了預防這種情形產生，很多母親開始考慮在懷孕期間針對容易成爲過敏原的食物進行斷食。問題是，雖然有報告(※1)指出，母親在懷孕期間進行斷食，有助於預防孩子罹患過敏疾病，但是也有許多報告指出這麼做並不具有效果。

總之，有關懷孕期間進行斷食是否有助於預防過敏體質，目前還沒有確切的結論。

## ◆不要攝取過多三大過敏原，但也沒有完全斷食的必要

有些人自成一派，採取極端的斷食方式，完全不吃雞蛋、牛奶、大豆等三大過敏原，殊不知這樣反而會發生問題。

雞蛋、牛奶、大豆是良質蛋白質的主要來源，尤其牛奶更含有豐富的鈣質。而蛋白質和鈣，是胎兒成長不可或缺的重要營養素。如果完全不吃雞蛋、牛奶、大豆，而以魚、肉和小魚來代替，似乎有點捨本逐末了。極端地限制雞蛋、牛奶、大豆的攝取，對母親和胎兒的健康、胎兒的成長，乃至腦的發育，會產生不良影響。

食物過敏通常是由於反覆攝取同一食品所引起的。因此，在懷孕期間和授乳期間，應避免大量攝取同一種食物，而應該隔日、少量、均衡地攝取各種食品。食物經過烹煮後可降低其抗原性，比較不容易引起過敏，因此，雞蛋、牛奶等最好不要生吃。

## ◆維持健康才是最重要的

健康者所吃的食物，會藉由腸子分解爲非常細小的分子，再由身體吸收。

當罹患感冒或腸炎等疾病時，蛋白質會以未經消化的大分子形式被吸收，進而成爲過敏原。

由此可知，在過敏的預防上，除了充分的營養外，保持良好的體調也是非常重要的。由於母親所吃的食物有一部分會透過母乳被孩子吸收，因此在對授乳期間的孩子進行斷食療法時，母親也必須禁食該項食品。

※1　根據日本方面的報告，與其他自由進食雞蛋的孩子相比，懷孕八個月後完全不吃雞蛋、出生八個月後母親和孩子完全不吃雞蛋的孩子，罹患過敏性疾病的比例，大約減少三分之二～二分之一。不過，也有外國的報告指出，禁食牛奶、雞蛋與是否罹患過敏性疾病並沒有關連。

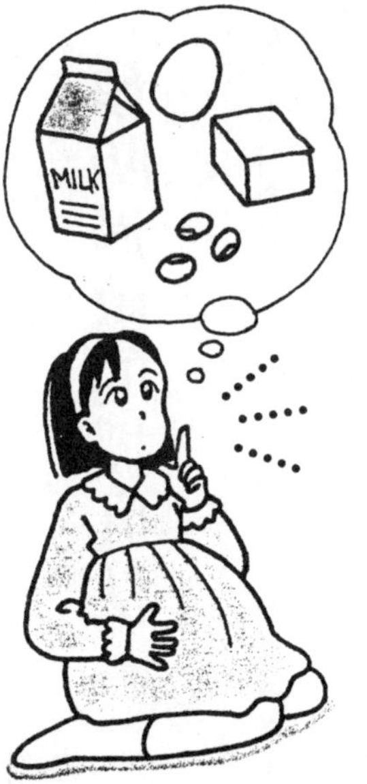

懷孕期間進行斷食療法的效果，至今不明。但是，與其極端地採取斷食，還不如均衡攝取營養。

# 預防過敏的授乳法

母乳中所含的IgA，具有防止過敏的效果。但是，當母親所吃的食物當中含有過敏原時，一樣會導致孩子過敏。

## ◆一定要讓孩子飲用初乳

生產後二十四小時內所分泌的初乳，具有防止過敏的功效，因此一定要讓孩子喝下。

初乳中含有大量的Ig(※1)。IgA與IgE同爲抗體的一種，可以防止大分子的蛋白質被腸胃吸收，從而阻止過敏原進入嬰兒體內。

## ◆餵母乳時的注意事項

初乳之後的母乳，同樣含有IgA，所以餵食母乳有助於預防過敏。

但是，先前也說過，當母親在授乳期間大量攝取雞蛋、牛奶、大豆等容易成爲過敏原的食品時，母乳中會釋出大量蛋白質，有時反而會引起嬰兒(※2)的過敏反應。

如果家族中有人屬於過敏體質，那麼在嬰兒滿八個月之前，應避免大量攝取這三種食品。

有關蛋白質的來源，可以均衡地由蛋、各種肉類、魚、牛肉、大豆當中攝取。

## ◆有關奶粉的注意事項

屬於過敏體質的新生兒，喝了奶粉之後未必會出現過敏反應。不過，一般奶粉當中多半含有牛奶或其它大豆成分，相對地引起過敏的可能性也比較高。

經診為牛奶過敏的孩子，可以改用過敏用奶粉。這種奶粉中的蛋白質，是非常容易消化的氨基酸，因此過敏性較低。

※1　調查結果顯示，腸內含有大量Ig A抗體的嬰兒，比不容易罹患異位性皮膚炎。反之，罹患異位性皮膚炎的孩子，腸內的Ig A含量較少。

※2　出生後三～四個月的嬰兒，雖然不曾吃過蛋，但檢查結果卻顯示他對雞蛋會產生過敏反應。由此可知，雞蛋是透過母乳而成為孩子的過敏原的。

## 母親的飲食與母乳

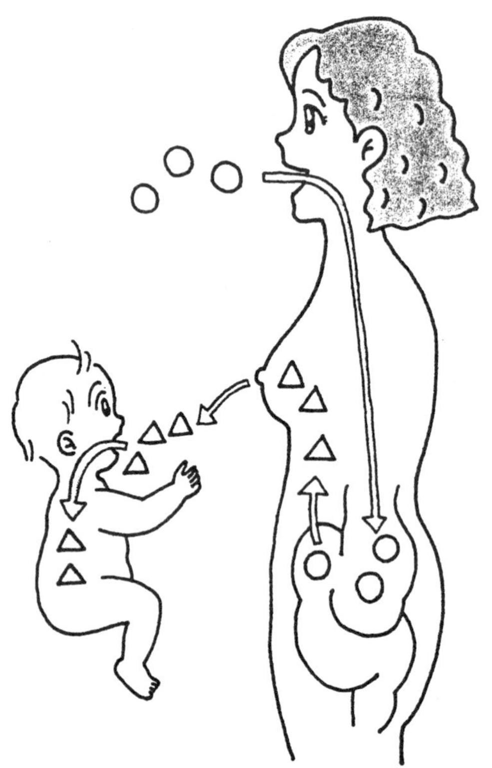

母親所吃的東西經由大腸予以吸收，含在母乳當中。當母親大量攝取容易成爲過敏原的食物時，過敏原將會透過母乳進入嬰兒體内，致使嬰兒出現過敏症狀。家族中如果有人屬於過敏體質，母親最好不要持續大量攝取容易引起過敏的食物。

# 如何給與斷奶食品？

斷奶的早期化，是促使食物過敏增加的原因之一。屬於過敏性質的小孩，斷奶時期最好晚一點，而且必須從喝抗原性較低的蔬菜湯開始。

## ◆從第四個月以後開始給予

受到歐美各國的影響，本國媽媽們給孩子斷奶的時期，有愈來愈早的傾向。有些育兒雜誌甚至主張在孩子第二個月時，就可以試著讓他喝些果汁，如果沒有什麼問題，則從第三個月起就可以開始進行斷奶。

不可否認地，提早斷奶並給與各種不同的營養，有助於嬰兒的成長。但是，剛出生不久的嬰兒，消化能力尚未發育完全，在這時給與過多蛋白質，反而容易引起過敏。

如果家族中有人罹患過敏性疾病，那麼孩子斷奶的時間愈晚愈好。有關斷奶晚了會影響發育的說法，其實毫無根據。

特別是當你懷疑孩子屬於過敏體質，經過檢查後也找到了過敏原時，最好等到出生四個月後才開始給與斷奶食品。而且，剛開始時最好用抗原性較低的蔬菜湯代替果汁。

萬一這時已經有異位性皮膚炎的症狀出現，則必須先和醫生商量，再決定是否要進行斷奶。

## ◆餵食雞蛋時要特別慎重

雞蛋因爲營養價值很高，一般人喜歡將其搗碎當成斷奶食品給孩子吃。事實上，過早餵食雞蛋反而容易引起過敏。

如果家族中有人罹患過敏性疾病，那麼可以在孩子五～六個月大時和醫生商量，然後再決定是否要開始餵食雞蛋。

萬一這時已經有異位性皮膚炎出現，最好在一歲之前都不要餵食雞蛋。一歲後消化能力多半已經完備，只要醫生沒有特別表示必須進行斷食，可以從蛋黃開始給與。

蛋白比較容易引起過敏，因此一開始可以給與少量煮熟的蛋黃，並觀察身體的反應，然後逐漸增加分量。如果都沒有問題，則可以給與煮熟的蛋白。

如果嬰兒出現嘔吐症狀或皮膚發生變化，則必須立刻中止餵食。

## ◆不可太早給與蛋白質食品

蛋白質對兒童的成長十分重要，但因比較不容易被消化、吸收，故很容易引起過敏。被懷疑可能過敏的嬰兒，不宜太早給與抗原性較低的斷奶食品，而且最好是從給與抗原性較低的蔬菜湯或粥開始。

在含蛋白質的斷奶食品當中，以不易成爲過敏原的白肉魚湯爲最佳選擇。當你懷疑孩子可能是過敏體質時，應該請教醫生要餵食哪些食品。

## ◆開始記錄食物日記

開始給與斷奶食品後，最好養成記錄食物日記的習慣。食物日記是追查過敏原的重要線索，同時也可以幫助醫生瞭解嬰兒吃了哪些東西、吃了多少及其它進食情形。

除了記錄孩子什麼時候吃、吃了多少之外，當天的身體狀況及皮膚狀態，也要一一加以記錄。

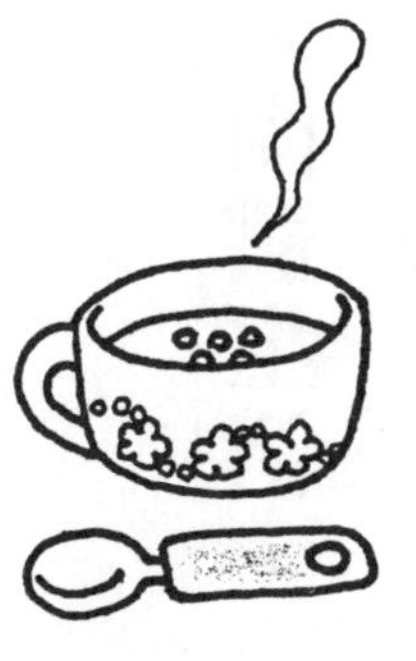

托兒所、學校

## 如果孩子是在托兒所或學校過著團體生活，又該如何處理呢？

當孩子進行飲食療法時，首先必須取得褓姆或老師的瞭解和協助。另外，父母不宜表現得太過神經質，應該儘量讓孩子過正常的生活。

### ◆托兒所

**①要向褓姆詳細說明**

如果進行食物療法的孩子還小，則父母必須就症狀、飲食療法的內容及環境等問題，向老師或褓姆詳加說明。

當然，一般人無法像醫生那樣，提出具體而又深入的解說。爲免掛萬漏一，可以請醫生把應該注意的事情寫下來，交給老師或褓姆作爲參考。

**②只有孩子一個人吃特別飯菜時**

幼稚園或學校願意配合孩子的需要，另外爲他準備一份餐點那當然最好；問題是，很少有幼稚園或學校肯這麼做。在這種情況下，妳只好親自為孩子準備飯盒。

只有自己一個人吃不一樣的東西，對孩子來說是相當困難的。不但其他小朋友會說：「為什麼他吃的跟我們不一樣？」就連孩子自己也會想：「為什麼我不能吃和大家一樣的東西？」為免加深孩子的困擾，一定要把進行斷食的必要性解釋清楚。

這時，應該讓孩子帶看起來和大家一樣的東西，注意不可讓孩子成為特殊分子，否則會對其身心發展及團體生活教育產生障礙。

## ◆幼稚園

和在一般托兒所或褓姆家一樣，孩子在幼稚園最需要注意的問題，是因玩耍而造成的骯髒。尤其是異位性皮膚炎，最怕的就是玩泥巴，而玩泥巴正是大多數孩子的最愛。

不讓孩子玩泥巴似乎太過殘忍，因此最好請老師或褓姆幫忙，在孩子玩過泥巴後，立刻幫他清洗乾淨。不過，如果皮膚炎的症狀非常嚴重，則必須禁止孩子玩泥巴。

## ◆學校

在學校生活中，孩子會面臨上體育課、游泳、用餐等各種問題。

### ①體育課

並不是不能和其他同學一起上體育課，而是上體育課會大量流汗，導致症狀惡化。所以，夏天時要用棉花沾水將汗液輕拍掉。切記，用髒手帕擦汗反而會對皮膚造成更大的刺激。

**②游泳**

游泳不會造成問題，但如果症狀嚴重，由於游泳池的水會使皮膚感到刺痛，同時又有細菌、病毒感染的危險，因此最好不要游泳。

游完泳後一定要立刻淋浴，將留在身上的氯或鈉充分洗淨，以免刺激皮膚。游泳之後皮膚很容易乾燥，尤其在溫水游泳池更是如此，所以，要特別注意皮膚的保養。

**③營養午餐**

大多數孩子在上了小學之後，就不太可能進行斷食療法。如果非斷食不可，則必須事先和老師充分溝通。

通常老師會要求學生把午餐全部吃完，爲免引起議論，最好讓全班同學瞭解，他之所以沒有把飯菜吃完，並不是因爲偏食，而是因爲這些東西都是他不能吃的。

**④必須外宿時**

如果讀的是寄宿學校，斷食療法實行起來就更加困難了。這時可以和醫師商量，看看能否以服用抗過敏劑來代替斷食。

# 大展出版社有限公司
# 品冠文化出版社

## 圖書目錄

地址：台北市北投區（石牌）
致遠一路二段 12 巷 1 號

電話：(02) 28236031
28236033
28233123

郵撥：01669551＜大展＞
19346241＜品冠＞

傳真：(02) 28272069


## ・熱門新知・品冠編號 67

| | | | | |
|---|---|---|---|---|
| 1. | 圖解基因與 DNA | （精） | 中原英臣主編 | 230 元 |
| 2. | 圖解人體的神奇 | （精） | 米山公啟主編 | 230 元 |
| 3. | 圖解腦與心的構造 | （精） | 永田和哉主編 | 230 元 |
| 4. | 圖解科學的神奇 | （精） | 鳥海光弘主編 | 230 元 |
| 5. | 圖解數學的神奇 | （精） | 柳 谷 晃著 | 250 元 |
| 6. | 圖解基因操作 | （精） | 海老原充主編 | 230 元 |
| 7. | 圖解後基因組 | （精） | 才園哲人著 | 230 元 |
| 8. | 圖解再生醫療的構造與未來 | | 才園哲人著 | 230 元 |
| 9. | 圖解保護身體的免疫構造 | | 才園哲人著 | 230 元 |
| 10. | 90 分鐘了解尖端技術的結構 | | 志村幸雄著 | 280 元 |

## ・名人選輯・品冠編號 671

| | | | |
|---|---|---|---|
| 1. | 佛洛伊德 | 傅陽主編 | 200 元 |
| 2. | 莎士比亞 | 傅陽主編 | 200 元 |
| 3. | 蘇格拉底 | 傅陽主編 | 200 元 |
| 4. | 盧梭 | 傅陽主編 | 200 元 |

## ・圍棋輕鬆學・品冠編號 68

| | | | |
|---|---|---|---|
| 1. | 圍棋六日通 | 李曉佳編著 | 160 元 |
| 2. | 布局的對策 | 吳玉林等編著 | 250 元 |
| 3. | 定石的運用 | 吳玉林等編著 | 280 元 |
| 4. | 死活的要點 | 吳玉林等編著 | 250 元 |

## ・象棋輕鬆學・品冠編號 69

| | | | |
|---|---|---|---|
| 1. | 象棋開局精要 | 方長勤審校 | 280 元 |
| 2. | 象棋中局薈萃 | 言穆江著 | 280 元 |

## ・生活廣場・品冠編號 61

| | | | |
|---|---|---|---|
| 1. | 366 天誕生星 | 李芳黛譯 | 280 元 |

| | | |
|---|---|---|
| 2. 366 天誕生花與誕生石 | 李芳黛譯 | 280 元 |
| 3. 科學命相 | 淺野八郎著 | 220 元 |
| 4. 已知的他界科學 | 陳蒼杰譯 | 220 元 |
| 5. 開拓未來的他界科學 | 陳蒼杰譯 | 220 元 |
| 6. 世紀末變態心理犯罪檔案 | 沈永嘉譯 | 240 元 |
| 7. 366 天開運年鑑 | 林廷宇編著 | 230 元 |
| 8. 色彩學與你 | 野村順一著 | 230 元 |
| 9. 科學手相 | 淺野八郎著 | 230 元 |
| 10. 你也能成為戀愛高手 | 柯富陽編著 | 220 元 |
| 11. 血型與十二星座 | 許淑瑛編著 | 230 元 |
| 12. 動物測驗—人性現形 | 淺野八郎著 | 200 元 |
| 13. 愛情、幸福完全自測 | 淺野八郎著 | 200 元 |
| 14. 輕鬆攻佔女性 | 趙奕世編著 | 230 元 |
| 15. 解讀命運密碼 | 郭宗德著 | 200 元 |
| 16. 由客家了解亞洲 | 高木桂藏著 | 220 元 |

## ・女醫師系列・品冠編號 62

| | | |
|---|---|---|
| 1. 子宮內膜症 | 國府田清子著 | 200 元 |
| 2. 子宮肌瘤 | 黑島淳子著 | 200 元 |
| 3. 上班女性的壓力症候群 | 池下育子著 | 200 元 |
| 4. 漏尿、尿失禁 | 中田真木著 | 200 元 |
| 5. 高齡生產 | 大鷹美子著 | 200 元 |
| 6. 子宮癌 | 上坊敏子著 | 200 元 |
| 7. 避孕 | 早乙女智子著 | 200 元 |
| 8. 不孕症 | 中村春根著 | 200 元 |
| 9. 生理痛與生理不順 | 堀口雅子著 | 200 元 |
| 10. 更年期 | 野末悅子著 | 200 元 |

## ・傳統民俗療法・品冠編號 63

| | | |
|---|---|---|
| 1. 神奇刀療法 | 潘文雄著 | 200 元 |
| 2. 神奇拍打療法 | 安在峰著 | 200 元 |
| 3. 神奇拔罐療法 | 安在峰著 | 200 元 |
| 4. 神奇艾灸療法 | 安在峰著 | 200 元 |
| 5. 神奇貼敷療法 | 安在峰著 | 200 元 |
| 6. 神奇薰洗療法 | 安在峰著 | 200 元 |
| 7. 神奇耳穴療法 | 安在峰著 | 200 元 |
| 8. 神奇指針療法 | 安在峰著 | 200 元 |
| 9. 神奇藥酒療法 | 安在峰著 | 200 元 |
| 10. 神奇藥茶療法 | 安在峰著 | 200 元 |
| 11. 神奇推拿療法 | 張貴荷著 | 200 元 |
| 12. 神奇止痛療法 | 漆 浩 著 | 200 元 |
| 13. 神奇天然藥食物療法 | 李琳編著 | 200 元 |

14. 神奇新穴療法　吳德華編著　200 元
15. 神奇小針刀療法　韋丹主編　200 元

## ・常見病藥膳調養叢書・品冠編號 631

1. 脂肪肝四季飲食　蕭守貴著　200 元
2. 高血壓四季飲食　秦玖剛著　200 元
3. 慢性腎炎四季飲食　魏從強著　200 元
4. 高脂血症四季飲食　薛輝著　200 元
5. 慢性胃炎四季飲食　馬秉祥著　200 元
6. 糖尿病四季飲食　王耀獻著　200 元
7. 癌症四季飲食　李忠著　200 元
8. 痛風四季飲食　魯焰主編　200 元
9. 肝炎四季飲食　王虹等著　200 元
10. 肥胖症四季飲食　李偉等著　200 元
11. 膽囊炎、膽石症四季飲食　謝春娥著　200 元

## ・彩色圖解保健・品冠編號 64

1. 瘦身　主婦之友社　300 元
2. 腰痛　主婦之友社　300 元
3. 肩膀痠痛　主婦之友社　300 元
4. 腰、膝、腳的疼痛　主婦之友社　300 元
5. 壓力、精神疲勞　主婦之友社　300 元
6. 眼睛疲勞、視力減退　主婦之友社　300 元

## ・休閒保健叢書・品冠編號 641

1. 瘦身保健按摩術　聞慶漢主編　200 元
2. 顏面美容保健按摩術　聞慶漢主編　200 元
3. 足部保健按摩術　聞慶漢主編　200 元
4. 養生保健按摩術　聞慶漢主編　280 元

## ・心 想 事 成・品冠編號 65

1. 魔法愛情點心　結城莫拉著　120 元
2. 可愛手工飾品　結城莫拉著　120 元
3. 可愛打扮 & 髮型　結城莫拉著　120 元
4. 撲克牌算命　結城莫拉著　120 元

## ・少 年 偵 探・品冠編號 66

1. 怪盜二十面相　（精）　江戶川亂步著　特價 189 元
2. 少年偵探團　（精）　江戶川亂步著　特價 189 元

3. 妖怪博士 （精） 江戶川亂步著 特價 189 元
4. 大金塊 （精） 江戶川亂步著 特價 230 元
5. 青銅魔人 （精） 江戶川亂步著 特價 230 元
6. 地底魔術王 （精） 江戶川亂步著 特價 230 元
7. 透明怪人 （精） 江戶川亂步著 特價 230 元
8. 怪人四十面相 （精） 江戶川亂步著 特價 230 元
9. 宇宙怪人 （精） 江戶川亂步著 特價 230 元
10. 恐怖的鐵塔王國 （精） 江戶川亂步著 特價 230 元
11. 灰色巨人 （精） 江戶川亂步著 特價 230 元
12. 海底魔術師 （精） 江戶川亂步著 特價 230 元
13. 黃金豹 （精） 江戶川亂步著 特價 230 元
14. 魔法博士 （精） 江戶川亂步著 特價 230 元
15. 馬戲怪人 （精） 江戶川亂步著 特價 230 元
16. 魔人銅鑼 （精） 江戶川亂步著 特價 230 元
17. 魔法人偶 （精） 江戶川亂步著 特價 230 元
18. 奇面城的秘密 （精） 江戶川亂步著 特價 230 元
19. 夜光人 （精） 江戶川亂步著 特價 230 元
20. 塔上的魔術師 （精） 江戶川亂步著 特價 230 元
21. 鐵人Q （精） 江戶川亂步著 特價 230 元
22. 假面恐怖王 （精） 江戶川亂步著 特價 230 元
23. 電人M （精） 江戶川亂步著 特價 230 元
24. 二十面相的詛咒 （精） 江戶川亂步著 特價 230 元
25. 飛天二十面相 （精） 江戶川亂步著 特價 230 元
26. 黃金怪獸 （精） 江戶川亂步著 特價 230 元

## ・武 術 特 輯・大展編號 10

1. 陳式太極拳入門 馮志強編著 180 元
2. 武式太極拳 郝少如編著 200 元
3. 中國跆拳道實戰 100 例 岳維傳著 220 元
4. 教門長拳 蕭京凌編著 150 元
5. 跆拳道 蕭京凌編譯 180 元
6. 正傳合氣道 程曉鈴譯 200 元
7. 實用雙節棍 吳志勇編著 200 元
8. 格鬥空手道 鄭旭旭編著 200 元
9. 實用跆拳道 陳國榮編著 200 元
10. 武術初學指南 李文英、解守德編著 250 元
11. 泰國拳 陳國榮著 180 元
12. 中國式摔跤 黃　斌編著 180 元
13. 太極劍入門 李德印編著 180 元
14. 太極拳運動 運動司編 250 元
15. 太極拳譜 清・王宗岳等著 280 元
16. 散手初學 冷　峰編著 200 元
17. 南拳 朱瑞琪編著 180 元

18. 吳式太極劍　王培生著　200 元
19. 太極拳健身與技擊　王培生著　250 元
20. 秘傳武當八卦掌　狄兆龍著　250 元
21. 太極拳論譚　沈　壽著　250 元
22. 陳式太極拳技擊法　馬　虹著　250 元
23. 二十四式 三十二式 太極 拳 劍　闞桂香著　180 元
24. 楊式秘傳 129 式太極長拳　張楚全著　280 元
25. 楊式太極拳架詳解　林炳堯著　280 元
26. 華佗五禽劍　劉時榮著　180 元
27. 太極拳基礎講座：基本功與簡化 24 式　李德印著　250 元
28. 武式太極拳精華　薛乃印著　200 元
29. 陳式太極拳拳理闡微　馬　虹著　350 元
30. 陳式太極拳體用全書　馬　虹著　400 元
31. 張三豐太極拳　陳占奎著　200 元
32. 中國太極推手　張　山主編　300 元
33. 48 式太極拳入門　門惠豐編著　220 元
34. 太極拳奇人奇功　嚴翰秀編著　250 元
35. 心意門秘籍　李新民編著　220 元
36. 三才門乾坤戊己功　王培生編著　220 元
37. 武式太極劍精華＋VCD　薛乃印編著　350 元
38. 楊式太極拳　傅鐘文演述　200 元
39. 陳式太極拳、劍 36 式　闞桂香編著　250 元
40. 正宗武式太極拳　薛乃印著　220 元
41. 杜元化＜太極拳正宗＞考析　王海洲等著　300 元
42. ＜珍貴版＞陳式太極拳　沈家楨著　280 元
43. 24 式太極拳＋VCD　中國國家體育總局著　350 元
44. 太極推手絕技　安在峰編著　250 元
45. 孫祿堂武學錄　孫祿堂著　300 元
46. ＜珍貴本＞陳式太極拳精選　馮志強著　280 元
47. 武當趙堡太極拳小架　鄭悟清傳授　250 元
48. 太極拳習練知識問答　邱丕相主編　220 元
49. 八法拳 八法槍　武世俊著　220 元
50. 地趟拳＋VCD　張憲政著　350 元
51. 四十八式太極拳＋DVD　楊　靜演示　400 元
52. 三十二式太極劍＋VCD　楊　靜演示　300 元
53. 隨曲就伸 中國太極拳名家對話錄　余功保著　300 元
54. 陳式太極拳五功八法十三勢　闞桂香著　200 元
55. 六合螳螂拳　劉敬儒等著　280 元
56. 古本新探華佗五禽戲　劉時榮編著　180 元
57. 陳式太極拳養生功＋VCD　陳正雷著　350 元
58. 中國循經太極拳二十四式教程　李兆生著　300 元
59. ＜珍貴本＞太極拳研究　唐豪・顧留馨著　250 元
60. 武當三豐太極拳　劉嗣傳著　300 元
61. 楊式太極拳體用圖解　崔仲三編著　400 元

| | | | |
|---|---|---|---|
| 62. | 太極十三刀 | 張耀忠編著 | 230 元 |
| 63. | 和式太極拳譜＋VCD | 和有祿編著 | 450 元 |
| 64. | 太極內功養生術 | 關永年著 | 300 元 |
| 65. | 養生太極推手 | 黃康輝編著 | 280 元 |
| 66. | 太極推手祕傳 | 安在峰編著 | 300 元 |
| 67. | 楊少侯太極拳用架真詮 | 李璉編著 | 280 元 |
| 68. | 細說陰陽相濟的太極拳 | 林冠澄著 | 350 元 |
| 69. | 太極內功解祕 | 祝大彤編著 | 280 元 |
| 70. | 簡易太極拳健身功 | 王建華著 | 180 元 |
| 71. | 楊氏太極拳真傳 | 趙斌等著 | 380 元 |
| 72. | 李子鳴傳梁式直趟八卦六十四散手掌 | 張全亮編著 | 200 元 |
| 73. | 炮捶 陳式太極拳第二路 | 顧留馨著 | 330 元 |
| 74. | 太極推手技擊傳真 | 王鳳鳴編著 | 300 元 |
| 75. | 傳統五十八式太極劍 | 張楚全編著 | 200 元 |
| 76. | 新編太極拳對練 | 曾乃梁編著 | 280 元 |
| 77. | 意拳拳學 | 王薌齋創始 | 280 元 |
| 78. | 心意拳練功竅要 | 馬琳璋著 | 300 元 |
| 79. | 形意拳搏擊的理與法 | 買正虎編著 | 300 元 |
| 80. | 拳道功法學 | 李玉柱編著 | 300 元 |
| 81. | 精編陳式太極拳拳劍刀 | 武世俊編著 | 300 元 |
| 82. | 現代散打 | 梁亞東編著 | 200 元 |
| 83. | 形意拳械精解（上） | 邸國勇編著 | 480 元 |
| 84. | 形意拳械精解（下） | 邸國勇編著 | 480 元 |
| 85. | 楊式太極拳詮釋【理論篇】 | 王志遠編著 | 200 元 |
| 86. | 楊式太極拳詮釋【練習篇】 | 王志遠編著 | 280 元 |
| 87. | 中國當代太極拳精論集 | 余功保主編 | 500 元 |
| 88. | 八極拳運動全書 | 安在峰編著 | 480 元 |
| 89. | 陳氏太極長拳 108 式＋VCD | 王振華著 | 350 元 |

## ・彩色圖解太極武術・大展編號 102

| | | | |
|---|---|---|---|
| 1. | 太極功夫扇 | 李德印編著 | 220 元 |
| 2. | 武當太極劍 | 李德印編著 | 220 元 |
| 3. | 楊式太極劍 | 李德印編著 | 220 元 |
| 4. | 楊式太極刀 | 王志遠著 | 220 元 |
| 5. | 二十四式太極拳(楊式)＋VCD | 李德印編著 | 350 元 |
| 6. | 三十二式太極劍(楊式)＋VCD | 李德印編著 | 350 元 |
| 7. | 四十二式太極劍＋VCD | 李德印編著 | 350 元 |
| 8. | 四十二式太極拳＋VCD | 李德印編著 | 350 元 |
| 9. | 16 式太極拳 18 式太極劍＋VCD | 崔仲三著 | 350 元 |
| 10. | 楊氏 28 式太極拳＋VCD | 趙幼斌著 | 350 元 |
| 11. | 楊式太極拳 40 式＋VCD | 宗維潔編著 | 350 元 |
| 12. | 陳式太極拳 56 式＋VCD | 黃康輝等著 | 350 元 |
| 13. | 吳式太極拳 45 式＋VCD | 宗維潔編著 | 350 元 |

14. 精簡陳式太極拳 8 式、16 式　黃康輝編著　220 元
15. 精簡吳式太極拳<36 式拳架・推手>　柳恩久主編　220 元
16. 夕陽美功夫扇　李德印著　220 元
17. 綜合 48 式太極拳＋VCD　竺玉明編著　350 元
18. 32 式太極拳（四段）　宗維潔演示　220 元
19. 楊氏 37 式太極拳＋VCD　趙幼斌著　350 元
20. 楊氏 51 式太極劍＋VCD　趙幼斌著　350 元

## ・國際武術競賽套路・大展編號 103

1. 長拳　李巧玲執筆　220 元
2. 劍術　程慧琨執筆　220 元
3. 刀術　劉同為執筆　220 元
4. 槍術　張躍寧執筆　220 元
5. 棍術　殷玉柱執筆　220 元

## ・簡化太極拳・大展編號 104

1. 陳式太極拳十三式　陳正雷編著　200 元
2. 楊式太極拳十三式　楊振鐸編著　200 元
3. 吳式太極拳十三式　李秉慈編著　200 元
4. 武式太極拳十三式　喬松茂編著　200 元
5. 孫式太極拳十三式　孫劍雲編著　200 元
6. 趙堡太極拳十三式　王海洲編著　200 元

## ・導引養生功・大展編號 105

1. 疏筋壯骨功＋VCD　張廣德著　350 元
2. 導引保建功＋VCD　張廣德著　350 元
3. 頤身九段錦＋VCD　張廣德著　350 元
4. 九九還童功＋VCD　張廣德著　350 元
5. 舒心平血功＋VCD　張廣德著　350 元
6. 益氣養肺功＋VCD　張廣德著　350 元
7. 養生太極扇＋VCD　張廣德著　350 元
8. 養生太極棒＋VCD　張廣德著　350 元
9. 導引養生形體詩韻＋VCD　張廣德著　350 元
10. 四十九式經絡動功＋VCD　張廣德著　350 元

## ・中國當代太極拳名家名著・大展編號 106

1. 李德印太極拳規範教程　李德印著　550 元
2. 王培生吳式太極拳詮真　王培生著　500 元
3. 喬松茂武式太極拳詮真　喬松茂著　450 元
4. 孫劍雲孫式太極拳詮真　孫劍雲著　350 元

5. 王海洲趙堡太極拳詮真　王海洲著　500 元
6. 鄭琛太極拳道詮真　鄭琛著　450 元
7. 沈壽太極拳文集　沈壽著　630 元

## ・古代健身功法・大展編號 107

1. 練功十八法　蕭凌編著　200 元
2. 十段錦運動　劉時榮編著　180 元
3. 二十八式長壽健身操　劉時榮著　180 元
4. 三十二式太極雙扇　劉時榮著　160 元
5. 龍形九勢健身法　武世俊著　180 元

## ・太極跤・大展編號 108

1. 太極防身術　郭慎著　300 元
2. 擒拿術　郭慎著　280 元
3. 中國式摔角　郭慎著　350 元

## ・原地太極拳系列・大展編號 11

1. 原地綜合太極拳 24 式　胡啟賢創編　220 元
2. 原地活步太極拳 42 式　胡啟賢創編　200 元
3. 原地簡化太極拳 24 式　胡啟賢創編　200 元
4. 原地太極拳 12 式　胡啟賢創編　200 元
5. 原地青少年太極拳 22 式　胡啟賢創編　220 元
6. 原地兒童太極拳 10 捶 16 式　胡啟賢創編　180 元

## ・名師出高徒・大展編號 111

1. 武術基本功與基本動作　劉玉萍編著　200 元
2. 長拳入門與精進　吳彬等著　220 元
3. 劍術刀術入門與精進　楊柏龍等著　220 元
4. 棍術、槍術入門與精進　邱丕相編著　220 元
5. 南拳入門與精進　朱瑞琪編著　220 元
6. 散手入門與精進　張山等著　220 元
7. 太極拳入門與精進　李德印編著　280 元
8. 太極推手入門與精進　田金龍編著　220 元

## ・實用武術技擊・大展編號 112

1. 實用自衛拳法　溫佐惠著　250 元
2. 搏擊術精選　陳清山等著　220 元
3. 秘傳防身絕技　程崑彬著　230 元
4. 振藩截拳道入門　陳琦平著　220 元

5. 實用擒拿法 韓建中著 220 元
6. 擒拿反擒拿 88 法 韓建中著 250 元
7. 武當秘門技擊術入門篇 高翔著 250 元
8. 武當秘門技擊術絕技篇 高翔著 250 元
9. 太極拳實用技擊法 武世俊著 220 元
10. 奪凶器基本技法 韓建中著 220 元
11. 峨眉拳實用技擊法 吳信良著 300 元
12. 武當拳法實用制敵術 賀春林主編 300 元
13. 詠春拳速成搏擊術訓練 魏峰編著 280 元
14. 詠春拳高級格鬥訓練 魏峰編著 280 元
15. 心意六合拳發力與技擊 王安寶編著 220 元

## ・中國武術規定套路・大展編號 113

1. 螳螂拳 中國武術系列 300 元
2. 劈掛拳 規定套路編寫組 300 元
3. 八極拳 國家體育總局 250 元
4. 木蘭拳 國家體育總局 230 元

## ・中華傳統武術・大展編號 114

1. 中華古今兵械圖考 裴錫榮主編 280 元
2. 武當劍 陳湘陵編著 200 元
3. 梁派八卦掌（老八掌） 李子鳴遺著 220 元
4. 少林 72 藝與武當 36 功 裴錫榮主編 230 元
5. 三十六把擒拿 佐藤金兵衛主編 200 元
6. 武當太極拳與盤手 20 法 裴錫榮主編 220 元
7. 錦八手拳學 楊永著 280 元
8. 自然門功夫精義 陳懷信編著 500 元
9. 八極拳珍傳 王世泉著 330 元
10. 通臂二十四勢 郭瑞祥主編 280 元
11. 六路真跡武當劍藝 王恩盛著 230 元

## ・少 林 功 夫・大展編號 115

1. 少林打擂秘訣 德虔、素法編著 300 元
2. 少林三大名拳 炮拳、大洪拳、六合拳 門惠豐等著 200 元
3. 少林三絕 氣功、點穴、擒拿 德虔編著 300 元
4. 少林怪兵器秘傳 素法等著 250 元
5. 少林護身暗器秘傳 素法等著 220 元
6. 少林金剛硬氣功 楊維編著 250 元
7. 少林棍法大全 德虔、素法編著 250 元
8. 少林看家拳 德虔、素法編著 250 元
9. 少林正宗七十二藝 德虔、素法編著 280 元

10. 少林瘋魔棍闡宗　馬德著　250 元
11. 少林正宗太祖拳法　高翔著　280 元
12. 少林拳技擊入門　劉世君編著　220 元
13. 少林十路鎮山拳　吳景川主編　300 元
14. 少林氣功祕集　釋德虔編著　220 元
15. 少林十大武藝　吳景川主編　450 元
16. 少林飛龍拳　劉世君著　200 元
17. 少林武術理論　徐勤燕等著　200 元
18. 少林武術基本功　徐勤燕編著　200 元

## ・迷蹤拳系列・ 大展編號 116

1. 迷蹤拳（一）+VCD　李玉川編著　350 元
2. 迷蹤拳（二）+VCD　李玉川編著　350 元
3. 迷蹤拳（三）　李玉川編著　250 元
4. 迷蹤拳（四）+VCD　李玉川編著　580 元
5. 迷蹤拳（五）　李玉川編著　250 元
6. 迷蹤拳（六）　李玉川編著　300 元
7. 迷蹤拳（七）　李玉川編著　300 元
8. 迷蹤拳（八）　李玉川編著　300 元

## ・截拳道入門・ 大展編號 117

1. 截拳道手擊技法　舒建臣編著　230 元
2. 截拳道腳踢技法　舒建臣編著　230 元
3. 截拳道擒跌技法　舒建臣編著　230 元
4. 截拳道攻防技法　舒建臣編著　230 元
5. 截拳道連環技法　舒建臣編著　230 元
6. 截拳道功夫匯宗　舒建臣編著　230 元

## ・少林傳統功夫漢英對照系列・ 大展編號 118

1. 七星螳螂拳－白猿獻書　耿軍著　180 元
2. 七星螳螂拳－白猿孝母　耿軍著　180 元

## ・道 學 文 化・ 大展編號 12

1. 道在養生：道教長壽術　郝勤等著　250 元
2. 龍虎丹道：道教內丹術　郝勤著　300 元
3. 天上人間：道教神仙譜系　黃德海著　250 元
4. 步罡踏斗：道教祭禮儀典　張澤洪著　250 元
5. 道醫窺秘：道教醫學康復術　王慶餘等著　250 元
6. 勸善成仙：道教生命倫理　李剛著　250 元
7. 洞天福地：道教宮觀勝境　沙銘壽著　250 元

8. 青詞碧簫：道教文學藝術　楊光文等著　250 元
9. 沈博絕麗：道教格言精粹　朱耕發等著　250 元

## ・易 學 智 慧・大展編號 122

1. 易學與管理　余敦康主編　250 元
2. 易學與養生　劉長林等著　300 元
3. 易學與美學　劉綱紀等著　300 元
4. 易學與科技　董光壁著　280 元
5. 易學與建築　韓增祿著　280 元
6. 易學源流　鄭萬耕著　280 元
7. 易學的思維　傅雲龍等著　250 元
8. 周易與易圖　李申著　250 元
9. 中國佛教與周易　王仲堯著　350 元
10. 易學與儒學　任俊華著　350 元
11. 易學與道教符號揭秘　詹石窗著　350 元
12. 易傳通論　王博著　250 元
13. 談古論今說周易　龐鈺龍著　280 元
14. 易學與史學　吳懷祺著　230 元
15. 易學與天文學　盧央著　230 元
16. 易學與生態環境　楊文衡著　230 元
17. 易學與中國傳統醫學　蕭漢明著　280 元
18. 易學與人文　羅熾等著　280 元

## ・神 算 大 師・大展編號 123

1. 劉伯溫神算兵法　應涵編著　280 元
2. 姜太公神算兵法　應涵編著　280 元
3. 鬼谷子神算兵法　應涵編著　280 元
4. 諸葛亮神算兵法　應涵編著　280 元

## ・鑑 往 知 來・大展編號 124

1. 《三國志》給現代人的啟示　陳羲主編　220 元
2. 《史記》給現代人的啟示　陳羲主編　220 元
3. 《論語》給現代人的啟示　陳羲主編　220 元
4. 《孫子》給現代人的啟示　陳羲主編　220 元
5. 《唐詩選》給現代人的啟示　陳羲主編　220 元
6. 《菜根譚》給現代人的啟示　陳羲主編　220 元
7. 《百戰奇略》給現代人的啟示　陳羲主編　250 元

## ・秘傳占卜系列・大展編號 14

1. 手相術　淺野八郎著　180 元

國家圖書館出版品預行編目資料

異位性皮膚炎治癒法/ 椛澤靖弘著，吳秋嬌譯；
－初版－臺北市 ， 大展 ， 民 86
244 面 ； 21 公分 －（家庭醫學保健；20）
譯自：安心して治す アトピー性皮膚炎
ISBN-10：957-557-767-1 ISBN-13：978-957-557-767-4 （平裝）
1. 皮膚－疾病
415.71 86013148

ANSHINSHITE NAOSU ATOPISEI HIFUEN

Originally published in Japan in 1995 by IKEDA SHOTEN PUBLISHING Co., Ltd.
Chinese translation rights arranged through KEIO CULTURAL ENTERPRISE Co., Ltd.



# 異位性皮膚炎治癒法

ISBN-10：957-557-767-1
ISBN-13：978-957-557-767-4

原 著 者／椛 澤 靖 弘
編 譯 者／吳 秋 嬌
發 行 人／蔡 森 明
出 版 者／大展出版社有限公司
社 址／台北市北投區（石牌）致遠一路 2 段 12 巷 1 號
電 話／(02) 28236031・28236033・28233123
傳 真／(02) 28272069
郵政劃撥／01669551
網 址／www.dah-jaan.com.tw
E-mail／service@dah-jaan.com.tw
登 記 證／局版臺業字第 2171 號
承 印 者／國順文具印刷行
裝 訂／建鑫印刷裝訂有限公司
排 版 者／弘益電腦排版有限公司
初版1刷／1997 年（民 86 年）11 月
初版2刷／2003 年（民 92 年） 6 月

定價 / 220 元

大展好書　好書大展

品嘗好書　冠群可期

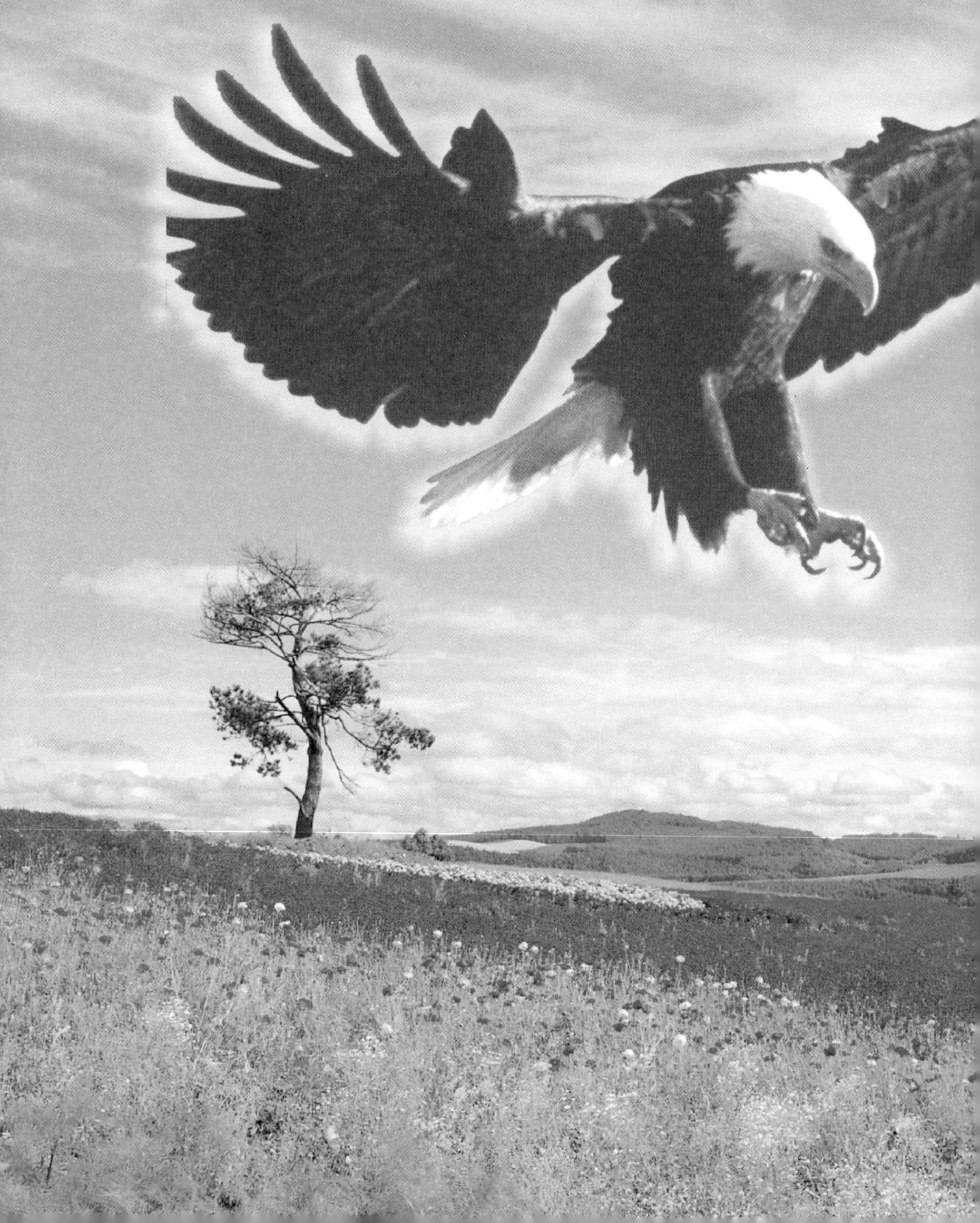

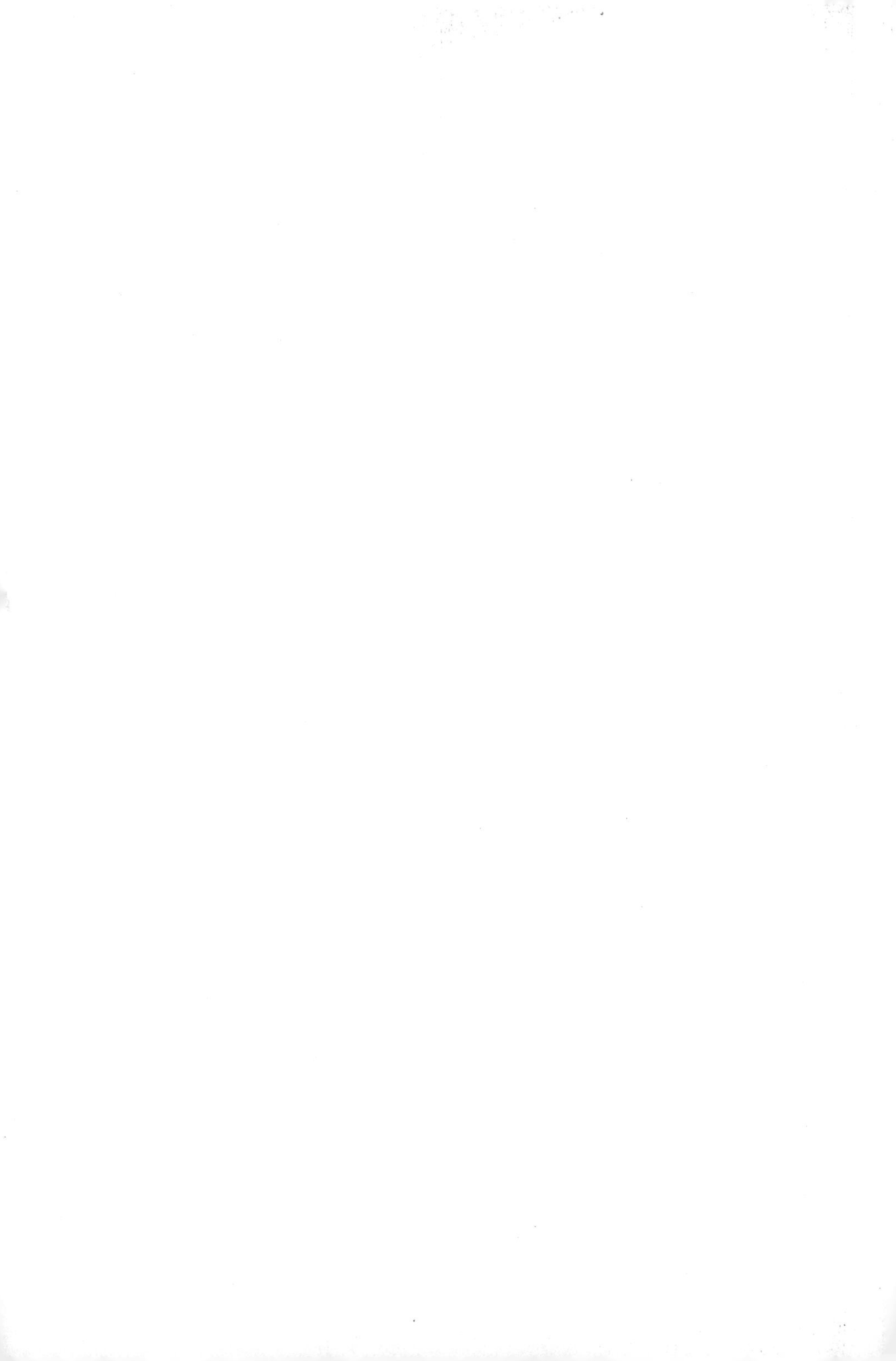